5人の名医が
実践する
「ほどほど」
健康術

JN011632

サライ編集室

小学館

「毎日の食事を好きなように
楽しむことは、
私の健康法そのものと
言ってもいいでしょう」
——牧田善二

「コロナウイルスとの戦いは、
収束に向かっていくかもしれません。
しかし、精神面の問題は、
むしろこれからどんどん
表出していくはずです」
——小林弘幸

「3か月続けると、脳の働きが活性化し、
多少のストレスには動じない心身が
もたらされるでしょう」――有田秀穂

「冷えは万病のもと。
体を冷やさないことは
健康維持の第一歩なのです」――川嶋 朗

「ルールを自分で作ることによって
健康や時間の管理につながるだけなく、
より頭を使うようになります」――白澤卓二

はじめに

「医者の不養生」という言葉があります。

患者に対して、摂生や養生を勧めたり、生活習慣の改善を求めたりしながら、医者は自身の健康状態や生活習慣には無頓着であるようなことをいいます。他人には厳しく自分には甘い人間のことを指すことわざとしても知られます。

ところが昨今、新型コロナウイルスの影響で医療現場が逼迫《ひっぱく》したこともあり、医者自身の健康に対する意識も変わったとの声が聞かれます。病気になって休まないためだけでなく、ＱＯＬ（生活の質）が高くなければ、混迷する現場で良質な医療は提供できないと考える医者が増えたというのです。

今回、ご登場いただく5人の方々は、世界最新の医療データやエビデンスなどの「情報」に明るいだけでなく、患者や相談者らに日々接し、「臨床経験」も豊富です。メディア出演が多いだけでなく、いずれも10万部を突破するベストセラーを多数生み出しており、健康増進に関心を持つ人たちのニーズを十分に熟知しています。

そんな「名医」と呼ぶに相応《ふさわ》しい方々は、多忙な日常で高いパフォーマンスを発揮し続けるために、どのような「健康術」を実践しているのでしょうか。取材の結果わかったのは、時間もお金もかけず、無理なく負担なく「ほどほど」にできる方法で、長きにわたる「習慣」として、日々実践しているということでした。

本書で紹介する名医の「ほどほど」健康術が、みなさまの健康増進を考えるためのヒントとなれば、これに勝る喜びはありません。

小学館サライ編集室

目次

はじめに 004

ファイル1

「糖質制限」の名医が実践する健康術

AGE牧田クリニック院長 牧田善二

01 朝の体重で食事内容を変える 014

02 野菜料理で抗酸化物質を摂る 018

03 お酒は辛口の白ワインを愛飲 022

ファイルII

「自律神経」の名医が実践する健康術

順天堂大学医学部教授 小林弘幸

04 良質な脂質をたっぷり摂る 026
05 勤務先まで往復30分の散歩 030
06 短い昼寝で睡眠不足を補う 035
07 「小さな美」をスマホで撮影 040
08 整理整頓で気持ちを一新する 044

ファイルIII

「脳生理学」の名医が実践する健康術

東邦大学医学部名誉教授 有田秀穂

09 「一杯の水」からスイッチオン 048
10 就寝時間から逆算して行動する 052
11 「具だくさん味噌汁」で食物繊維を摂る 056
12 階段の上り下りで足腰を鍛錬 060
13 「ゆっくり吐く呼吸」で脳内物質を活性化 066

ファイルIV

「自然医療」の名医が実践する健康術

神奈川歯科大学大学院
統合医療学講座特任教授
川嶋 朗

14 中国古来の養生法でリズム運動 073
15 「特製スムージー」で必須アミノ酸を摂る 082
16 デジタル機器と距離を置く 086
17 朝一杯の白湯で「冷え」対策 092
18 足先と手先を刺激して血流改善 097

ファイルV

「老化予防」の名医が実践する健康術

お茶の水健康長寿クリニック院長 白澤卓二

19 38度の「ぬるい湯」に20分以上は浸かる 100

20 日常生活の動きの中で筋トレ 104

21 ひと口30回を目安によく噛む 108

22 弁当や惣菜も「体を温める食事」を意識 112

23 朝食はボリューム満点のサラダ 118

24 有機無農薬野菜をなるべく皮付きで食べる 122
25 太極拳やヨガで関節の可動域を広げる 126
26 頭を使う仕事をしてから散歩する 131
27 「2日前の日記」や音読で脳を活性化させる 134

ファイル1

「糖質制限」の名医が実践する健康術

AGE牧田クリニック院長

牧田善二

1951年、北海道生まれ。北海道大学医学部卒業。生活習慣病や肥満治療のために同クリニックを開業し、延べ20万人以上の患者を診ている。著書にシリーズ90万部超の『医者が教える食事術 最強の教科書』など多数。

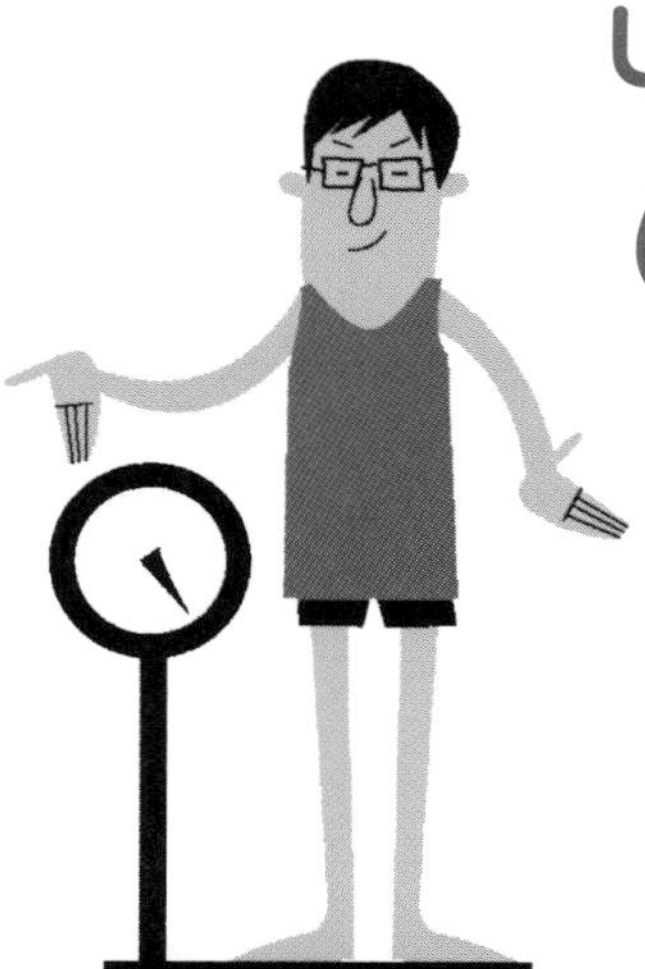

7つのポイント

- □自分が維持すべき体重を把握しているか
- □食べるべき肉、避けるべき肉がある
- □野菜は栽培方法によって栄養素の量が違う
- □太りやすい酒と、太らない酒がある
- □油脂類は「質」に気を配っているか
- □塩分を摂り過ぎていないか
- □数値のチェックや定期的な検査を行なう

01

朝の体重で食事内容を変える

私が自分自身の健康を守るために心がけていることは、「体重コントロール」です。肥満は私の専門分野である糖尿病や慢性腎臓《じんぞう》病、心疾患《しんしっかん》、脳疾患、がんなどあらゆる生活習慣病の原因となることが医学的に明らかになっています。それでも、仕事で座りっぱなしの内科医には太っている人が多い。

まさに医者の不養生です。

誰でも年齢を重ねれば、基礎代謝が落ち太りやすくなります。とくに、日本人男性は30代から太り始め、50歳を過ぎた頃から健康のための体重コントロールを本気で考える必要が出てきます。

実際に、体重を落とすだけで健康診断のさまざまな数値が良くなる例はざらにあるのです。

私の場合、自分が維持すべき体重をBMI(肥満度を表す指標。[体重(kg)]÷[身長(m)]の2乗で算出)も参考に57・5kgと決めています。

中高年になったら少し小太りぐらいでも「可」としていいのですが、私は患者さんにダイエットを勧める立場なので、より自分に厳しくしています。

そのために、毎日の体重測定が欠かせません。毎朝起きてトイレを済ませたら、すぐに体重計に乗ります。そして、体重次第でその日の食事内容を変えていきます。

ご飯やパン、麺類に要注意

用いる方法は「糖質制限」のみ。57・5kgより多ければ炭水化物を控え、少なければ気にせず食べるという簡単な方法です。

糖質制限なのになぜ炭水化物を減らすかというと、実は、炭水化物と糖質はほぼ同じもの。ご飯やパン、麺類などの炭水化物は多糖類、砂糖は二糖類といって、どちらも消化・吸収の過程でブドウ糖に分解されます。

私たちが太るのは、カロリーが高いものを食べたからではありません。血液中のブドウ糖が増えることに端を発して太ります。そこで、ブドウ糖の元である炭水化物を制限するわけです。

みなさんもやってみればわかりますが、炭水化物の摂取量を減らすだけで必ず体重は落ちます。

とはいえ、忙しい朝の食事はパンとコーヒーで済ますことが多いので、どうしても炭水化物に偏《かたよ》ります。その代わり、昼と夜はほとんど炭水化物を口にせず、魚や肉などのタンパク質と、野菜を中心に食べています。

牧田式「体重コントロール法」

炭水化物の摂取量を減らすだけで体重は落ちる。毎朝、体重計に乗って、維持すべき体重よりも減っていれば気にせず食べ、増えていたらその日は炭水化物を控える。

毎朝、体重を測定

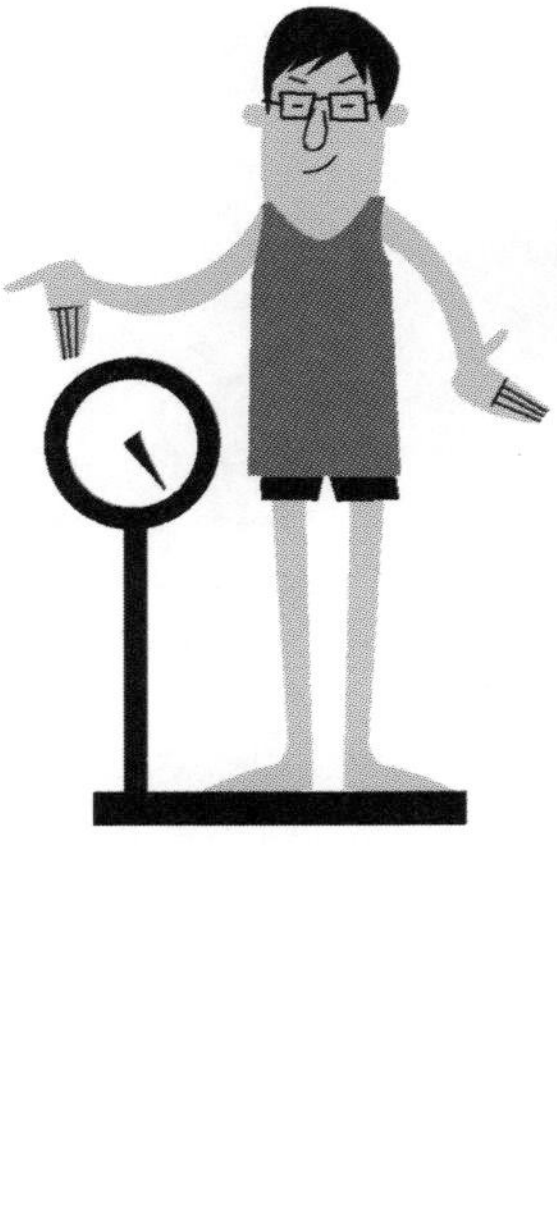

その結果

「自分が維持すべき体重」より多ければ炭水化物を控え、少なければ気にせず食べる。

炭水化物の量を調整

ご飯やパン、麺類は「糖質」を多く含む。

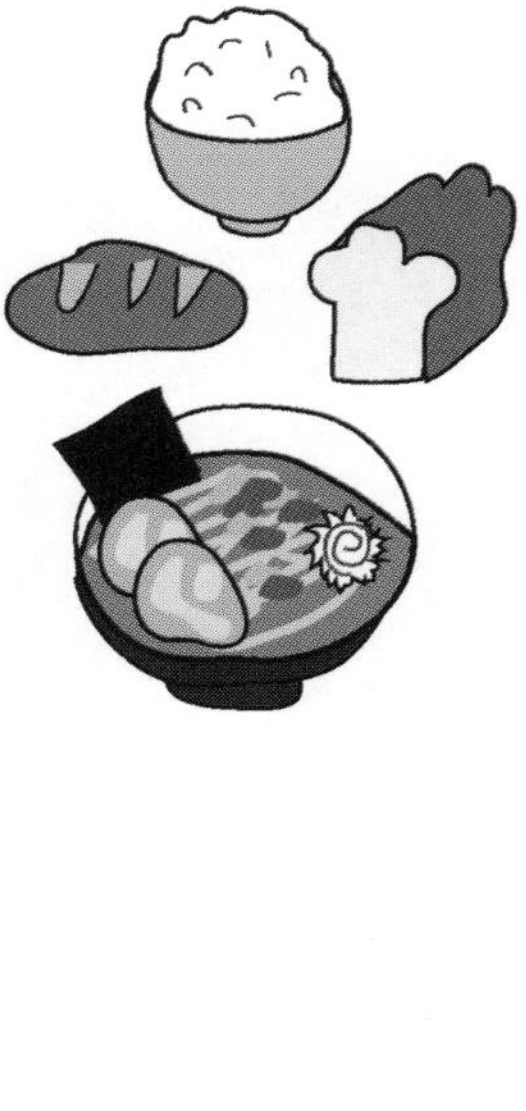

02

野菜料理で抗酸化物質を摂る

タンパク質は、さまざまな研究から健康効果がわかっている魚や鶏肉を優先して食べ、牛など赤身の肉はたまに食べる程度としています。ソーセージなどの加工肉は、発がん性のある添加物が使われていることが多いので避けています。

タンパク質は夕食のおかずで必要量が十分摂れるのですが、問題は野菜。厚生労働省は1日350gの野菜を摂ることを推奨しているものの、多くの日本人はまったく足りていません。

野菜嫌いの人は、普段から食べていないために舌がそのおいしさを理解できなくなっています。それどころか、ご飯や麺類が大好きで糖質中毒に陥っているのです。

野菜や豆類、海藻類といった植物性食品には「ファイトケミカル」と呼ばれる抗酸化（老化防止効果）物質が大量に含まれています。もともと植物は、動物と違って移動ができないため、外敵に襲われやすい環境にあります。ファイトケミカルは、それでも命がつなげるようにと備わった貴重な物質。野菜を食べることで、人間もこの物質を体内に取り込めるわけです。

残り野菜でミネストローネ

私は毎日、厚生労働省の指針を上回る400gくらいの野菜を食べています。しかも昼食にまとめて摂っています。サラダ、蒸し野菜、炒め物、具だくさんスープ……など、妻が作ってくれるさまざまな野菜料理を保温性のある容器に入れて持参し、昼休みにゆっくり食べます。

だいたいひとつの料理で100〜150g程度の野菜が摂れますので、毎日

3つくらいは食べるようにしています。

野菜は、火を通すことで嵩《かさ》が減りたくさん食べられます。一方で火を通せばビタミン類が失われます。だから、その両方を取り入れるようにしています。ただし、イモ類やカボチャは糖質が多いので避け、ほうれん草や小松菜《こまつな》などの葉野菜、ナス、ピーマンなどの実野菜を中心に食べます。

よく食べるのはミネストローネ。トマト、キャベツ、タマネギ、セロリなど、残り物の野菜を何でも刻んで入れ、温かい状態でも冷やしてもおいしく食べられます。

なお、野菜はできる限り旬のものを食べます。たとえば同じほうれん草でも、旬の露地物とハウス栽培では含まれる栄養素の量が全然違うからです。

有機無農薬野菜もよく口にします。せっかく健康のためにたくさん食べるのに、農薬を口にするのは残念ですから。値は張りますが、野菜本来の新鮮な旨味が存分に楽しめますので、決して高い買い物ではないと考えます。

牧田式「野菜の食べ方」

野菜には抗酸化（老化防止効果）物質が大量に含まれているので、サラダだけでなく、蒸したり炒めたり、具だくさんスープにするなどして、たくさんの種類を摂る。

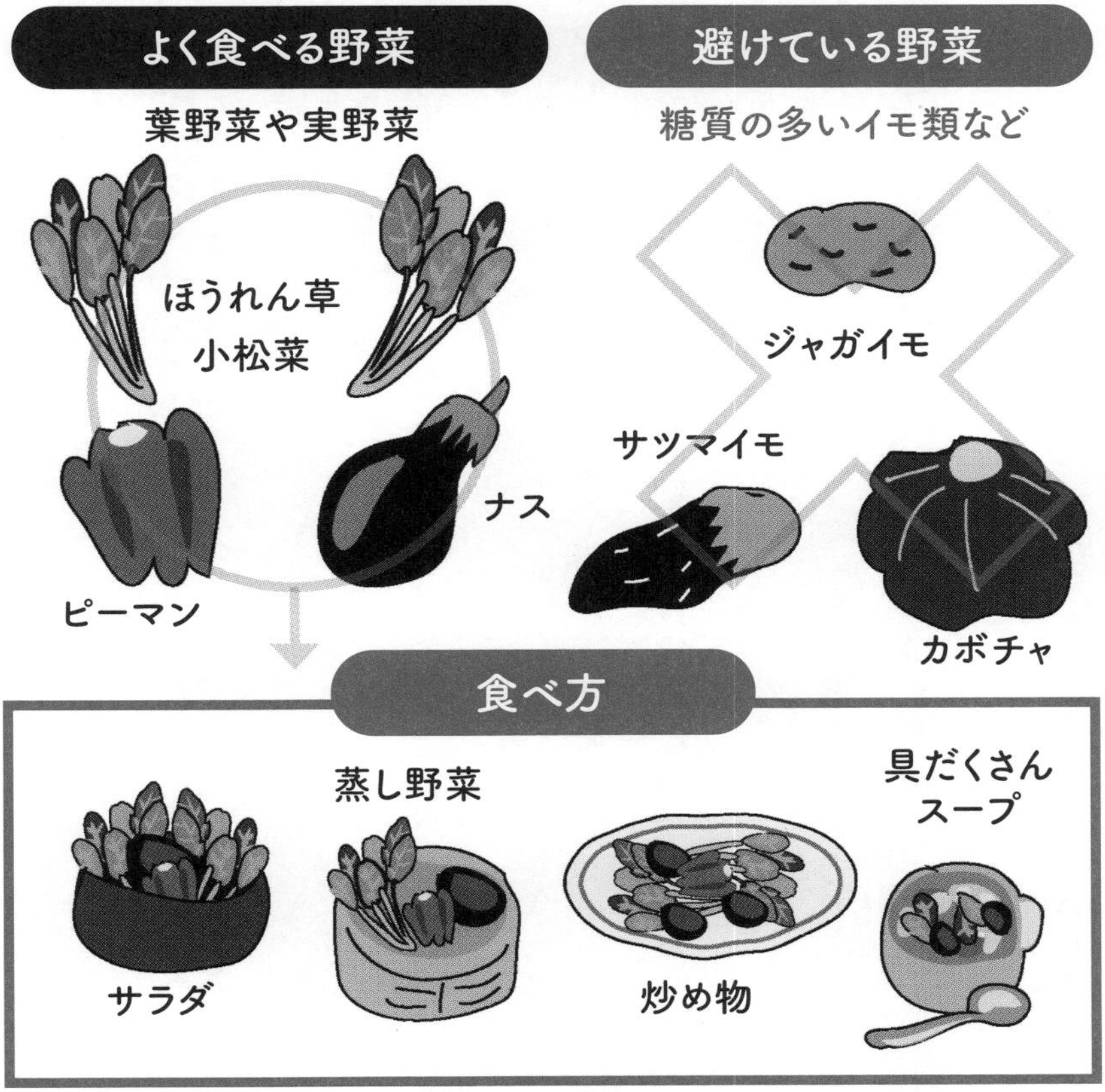

03

お酒は辛口の白ワインを愛飲

健康管理の一丁目一番地は「太らないこと」だと考えている私は、糖質制限で体重コントロールをしています。

糖質制限は、甘いものはもちろん、ご飯やパン、麺類といった炭水化物の摂取量を減らす一方、カロリーは気にせずに食べられるため、空腹を我慢することは一切ありません。

まだまだ多くの人が、「カロリーが高いものを摂取していると太る」と誤解していますが、それは大きな間違い。私はお酒も飲むし、脂っこいものも食べます。

毎日の食事を好きなように楽しむことは、私の健康法そのものと言ってもいいでしょう。

夕食時に白ワインを1本

夕食時には、たいてい妻とふたりで辛口の白ワインをボトル1本飲みます。白ワインは、含まれるミネラル成分の影響で痩《や》せる効果があることがドイツの医学論文で報告されています。

一方、甘口タイプのワインは糖質が多いのでNGです。あくまで辛口のものを愛飲しています。

赤ワインも糖質は少なく、体にいい抗酸化物質のポリフェノールがたっぷり含まれていますから、料理に合わせてときどき飲みます。

日本酒は、そこそこ糖質は含まれていますが、あまり気にすることはないでしょう。ウイスキーや焼酎などの蒸留酒は糖質ゼロですから、いくら飲んでも太りません。

大量の水を一緒に飲む

一方で、ビールは糖質が多いので私はあまり飲みません。ビール好きの患者さんには、1缶までとして、続きは「糖質ゼロ」の商品に代えるよう勧めています。

なお、お酒を飲むときには、一緒に大量の水を飲むのが牧田流。水を飲むと血中アルコール濃度が薄まるため悪酔いしません。

具体的には、2ℓ近く飲むでしょうか。外食の場合、何度もコップについでもらうのが煩雑《はんざつ》なので、最初からピッチャー（水差し）を頼むほどです。

牧田式「お酒の飲み方」

夕食時には辛口の白ワインを愛飲。赤ワインもときどき飲む。ウイスキーや焼酎などの蒸留酒も、太る心配はない。お酒を飲むときには大量の水も飲み、悪酔いを防ぐ。

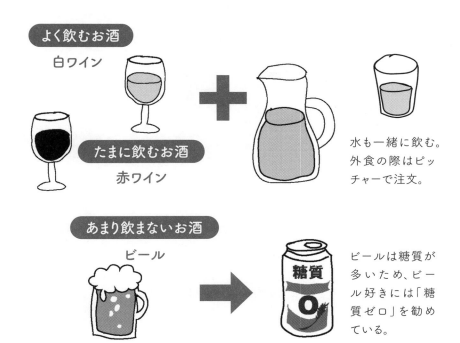

よく飲むお酒

白ワイン

たまに飲むお酒

赤ワイン

水も一緒に飲む。外食の際はピッチャーで注文。

あまり飲まないお酒

ビール

ビールは糖質が多いため、ビール好きには「糖質ゼロ」を勧めている。

04

良質な脂質をたっぷり摂る

私は脂質もたっぷり摂っています。こちらも誤解している人が多いのですが、口から摂取した脂質が、そのまま体の脂肪になることはありません。それどころか、健康維持に脂質はとても大事で、たいていの日本人は「足りない」くらいです。炭水化物は控える傍《かたわ》ら、脂質はもっと摂っていいのです。

というのも、脂質は37兆個もあるといわれる体中の細胞の、膜をつくる原料となっていて、どんどん使われます。また、不要な分は便に出てしまうことが多いため、摂り過ぎを心配するには及びません。

ですから、油脂類もどんどん口にしますが、その質には気を配ります。なにしろ、細胞膜の原料となるのですから、おかしなものは摂りたくありません。

たとえば、安価なマーガリンやサラダ油などには、とても体に悪いトランス脂肪酸という成分が含まれています。トランス脂肪酸は心疾患《しんしっかん》のリスクを大きく上げることが医学的にはっきりしており、欧米では厳しく規制されていますが、日本はまだ緩いのです。

私が日常的に摂取している油はオリーブオイル。なかでも、エキストラヴァージンオリーブオイルと呼ばれる高品質のものを、サラダや料理にかけて食べています。オリーブオイルの健康効果は、本場スペインやイタリアだけでなく、広く世界で認知、証明されているからです。

バターは、自然放牧で育った牛の乳でつくった「グラスフェッド」と呼ばれるものを選んでいます。一般的なスーパーにはないので、ネット経由で入手しています。いずれにしても、油脂は鮮度が大切。時間が経過して劣化した油脂は体に悪いので、なるべく新鮮なものを摂るようにしています。

具体的には、オリーブオイルを買うときに、お得な大瓶でなく容量の少ないものを選んで、早めに使い切るといった具合です。

塩分摂取量を尿で調査

一方で、塩分の摂り過ぎには気をつけています。というのも、塩分は、心疾患や脳卒中、慢性腎臓病《じんぞうびょう》など、怖い病気を引き起こす高血圧の大きな原因だからです。今は、尿《にょう》を調べることでその人がどれくらい塩分を摂取しているかが、かなり正確にわかります。私自身の計測結果は1日6・7g。これは、同年代の男性と比べて相当低い数字です。

日本人男性の平均は11gですが、若い人は少ない傾向にありますから、中高年の場合15gくらい平気で摂っている人も多いと考えていいでしょう。普段から減塩に努めていると、いいことがもうひとつあります。薄味に慣れるにつけ、舌が素材そのものの美味しさを理解できるようになるのです。すると、添加物にも敏感になり、自《おの》ずとジャンクフードのような体に悪いものは欲しなくなります。

牧田式「脂質と塩分の摂り方」

脂質はたっぷり摂るが、油脂類の質と鮮度には気を配る。安価なマーガリンやサラダ油は摂らない。高血圧の原因となる塩分は日本人男性の平均よりもかなり少なくしている。

よく摂る脂質

避けている脂質

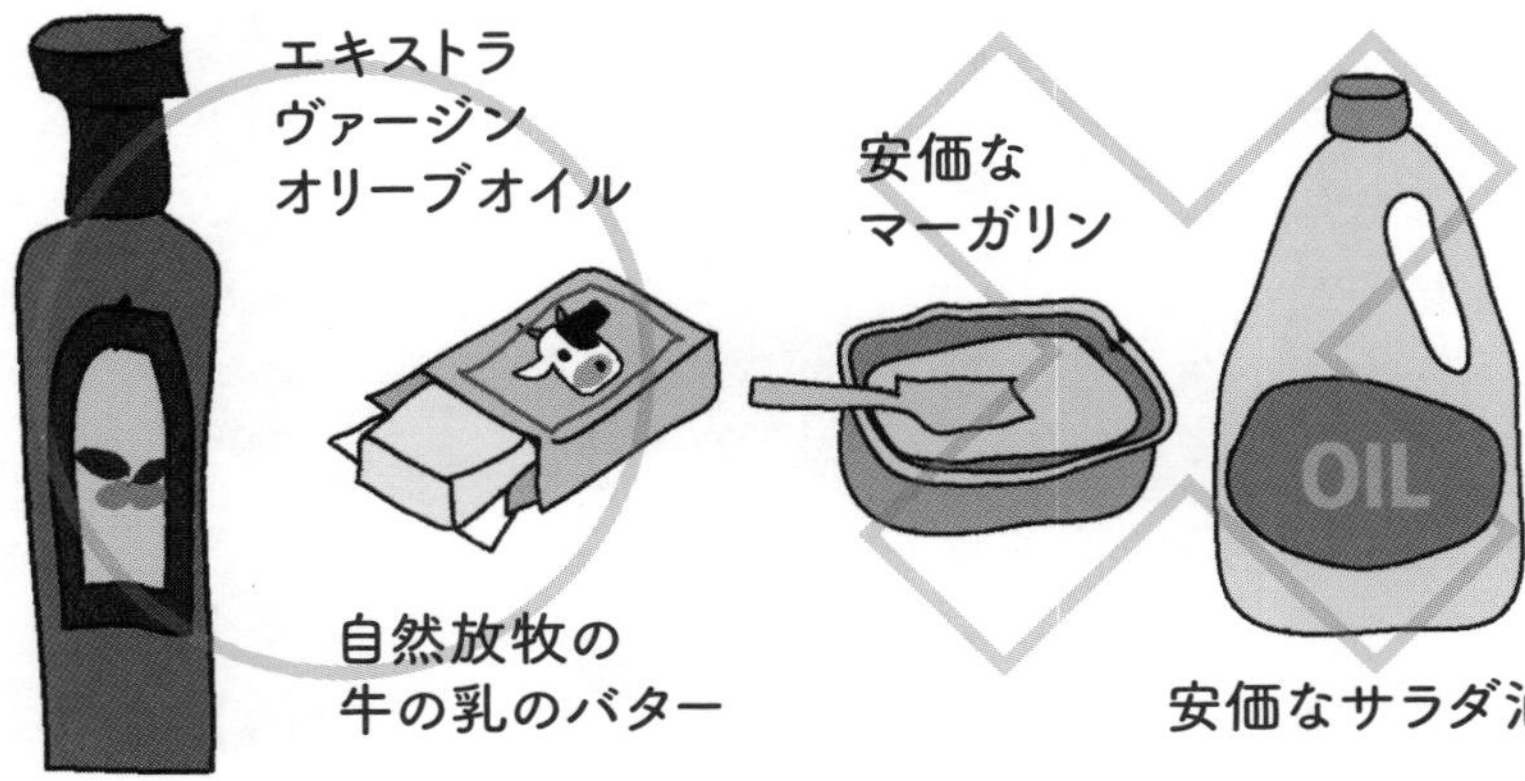

塩分摂取量の目安

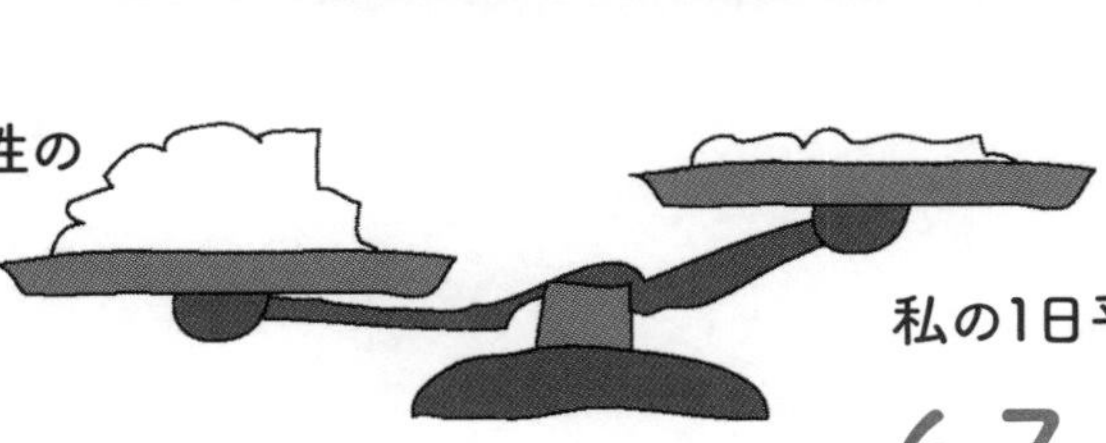

05

勤務先まで往復30分の散歩

私の専門の糖尿病は、いわば一生付き合う病気です。自ずと患者さんたちと私の付き合いも長くなります。そんななかで、私自身の健康維持のために、彼らから教わることも多いのです。

私のクリニックでは、患者さんに「リブレ」という自動的に血糖値が測定できる機器を使用してもらっています。それによって、「いつ、どんなものを食べると血糖値が上がるか」がしっかり把握できるからです。また、運動が血糖値に与える影響もよくわかります。

血糖値を上げないためには、炭水化物を食べた後、すぐに運動するのが効果的です。患者さんたちは「どんな運動が一番いいか」をいろいろ試し、私に報告してくれるため、この点でも参考になることが多いのです。

患者さんから勧められ、私も挑戦してみた運動に「12秒スクワット」というものがあります。これは、普通のスクワットよりもゆっくりと膝の曲げ伸ばしを行ない、1回に12秒かけるというもの。太ももへの負荷が大きく、10回もやればかなりの運動量になります。

患者さんの実験によると、食後に15分間ウォーキングするよりも、12秒スクワットを10回やったほうが血糖値を抑える効果が高かったそうです。

ジム通いが逆効果の場合も

それを聞いて、炭水化物を多く食べてしまったときなど、私もしばらく行なっていたものの、股関節《こかんせつ》に違和感が出てきたため、休止しています。どうやら、私には負荷が大きすぎたようですが、運動不足の人はしばらく試してみて、ご自身に合いそうでしたら取り入れてみてもいいと思います。

運動は、人と同じことをする必要はなく、自分の体の様子をみながら、長続きするものを選ぶのが一番です。私は、スポーツジムの会員になったこともありますが、長続きしませんでした。クリニックの仕事が終わるのがだいたい夜7時頃ですから、それからジムに行ったのでは夕食時間が遅くなってしまいます。夕食から就寝までの時間が短ければ消化にも悪いし、肥満の原因ともなるので、私の場合、ジム通いはかえって健康に逆効果だと気づいたのです。

そんな私が、ずっと続けているのが歩くこと。わざわざウォーキングタイムを取るのではなく、通勤を利用しています。自宅からクリニックまで、歩いて片道15分。この往復30分で4000歩くらいになります。

加えて、休日には1万歩ほどの散歩をするようにしています。

さらに、寝る前の時間を利用して20~30分間、筋肉トレーニングやストレッチをしています。筋トレを行なうと、ホルモンの一種である「アイリシン」が分泌され、脳の海馬《かいば》という部位の萎縮《いしゅく》が抑えられることがわかっています。

つまり、認知症予防にも効果があるということです。

牧田式「マイペース運動法」

運動は他人と同じことではなく、自分の体の様子をみながら長続きするものを選ぶ。毎日のウォーキングのほか、寝る前の時間を利用してストレッチや軽い筋トレなどを実施。

平日は勤務先まで往復30分、4000歩程度のウォーキング。休日も1万歩程度。

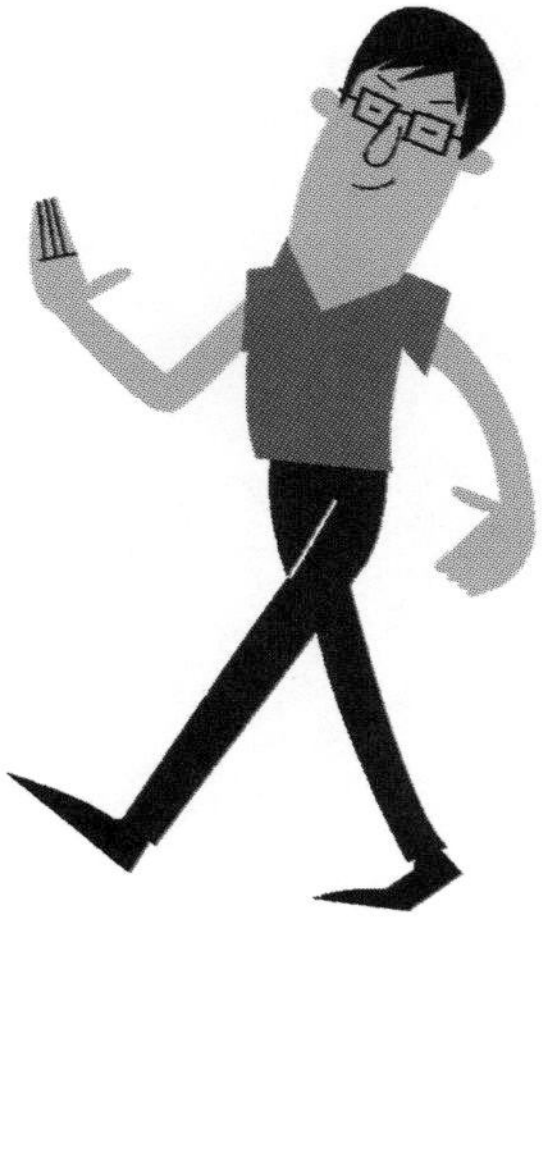

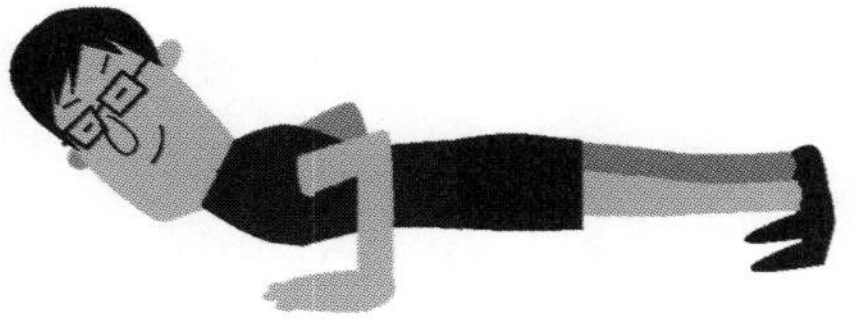

寝る前の20 ～ 30分間を利用して筋トレやストレッチ。筋トレは腹筋や腕立て伏せなど。

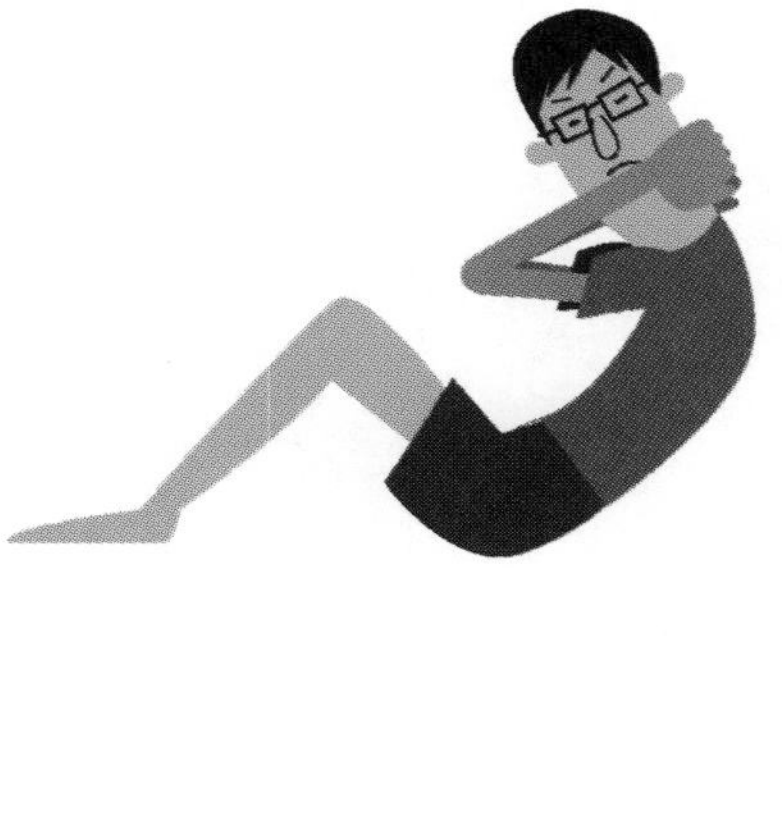

腹筋や腕立て伏せ中心

筋トレと言っても、激しいものではありません。腹筋や腕立て伏せなどが中心で、置き場に困るマシン類は使いません。

最初はうまく動けなくても、だんだん筋肉がついてくるとやりやすくなります。やりやすくなると運動効率が上がり、さらに筋肉がつくという好循環が得られます。

ストレッチについては、体のあちこちを伸ばしたり回したりして、体が硬くなることを防いでいます。年齢を重ねるとどうしても体が硬くなりやすく、骨折などの原因になるからです。私自身は毎日のストレッチを続けているおかげで、以前より体が柔らかくなったのを実感しています。

06 短い昼寝で睡眠不足を補う

中高年になると睡眠の質が落ちてきて、私も早朝に目が覚めそのまま眠れないことがあります。でも、気にしません。夜に眠れなければ、昼寝をすればいいのです。

実際に、私はクリニックの休憩時間によく昼寝をします。昼食を終えてから、診察室のソファで1時間弱くらい眠ると、頭がすっきりして午後の診察にも万全の体調で臨めます。

昼寝は、あまり長時間だとかえってだるさが出るので、短い時間でいいのです。机に突っ伏して、15分くらいうとうとするだけでも効果があります。

気の持ちようも大切です。

患者さんを見ていても、前向きで明るい人のほうが治療成績もいいように感じています。

だから、何事にも自然体でくよくよせず、毎日を楽しく過ごすことも、私の健康法のひとつ。そのためにも、病気は早期に発見すべく、全身のＣＴ検査、胃と大腸の内視鏡検査、脳のＭＲＩ検査などの最先端検査を、毎年欠かさず受けています。

生きていれば、必ずなにかしらの病気にはかかります。病気になっても早期に見つけて治療すれば大きな手術もせずに楽に治せます。

自分の感覚に頼らず、日々の数値のチェックや定期的な検査を行なうことが大切です。

牧田式「睡眠不足解消法」

夜に眠れなかったり、早朝に目が覚めたりしたときは、昼休みなどの休憩時間に昼寝をして補う。あまり長時間すると、かえってだるさが出るので、15分程度うとうとする。

ソファで横になる

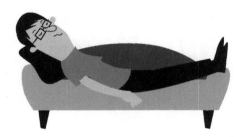

机でうとうと

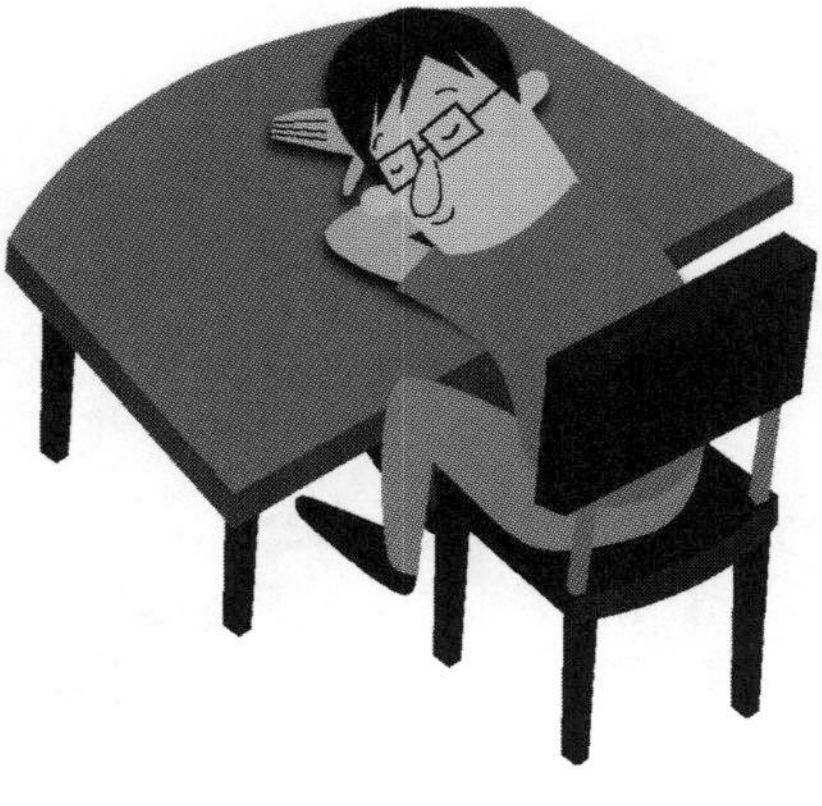

夜に眠れなかったときは昼寝で補う。昼休みにソファなどで1時間弱程度、横になったり、机に突っ伏して15分程度うとうとしたりする。

ファイル11

「自律神経」の名医が実践する健康術

順天堂大学医学部教授
小林弘幸

1960年、埼玉県生まれ。順天堂大学医学部卒業。自律神経研究の第一人者として、プロスポーツ選手やアーティスト、文化人のコンディショニング、パフォーマンス向上指導に関わる。著書多数。

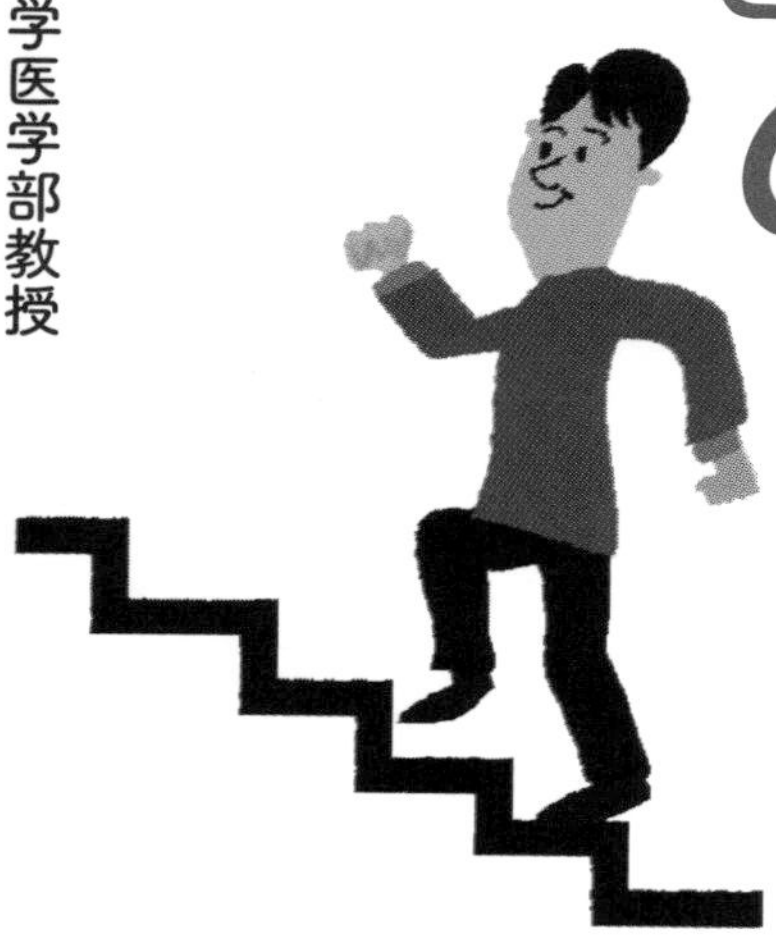

７つのポイント

- □メンタルが弱っていると認識しているか
- □美しいものを美しいと思えているか
- □中途半端に人生の節目を迎えていないか
- □自律神経の役割を理解しているか
- □睡眠は量より質を心掛けているか
- □腸内細菌は健康の維持にも作用する
- □つまずくことが増えたら危険信号

07

「小さな美」をスマホで撮影

コロナ禍では、多くの人がメンタルに不調を来し、心療内科の受診率が35%も増えたというデータもあります。高校生の3割がうつ傾向にあるという衝撃的な報告もなされました。

私の専門である自律神経は、全身の機能と深く関わっていますが、精神的なストレスの影響をもろに受けます。

コロナ感染に対する恐怖心に加え、外出もままならない不自由な暮らしは、想像以上に人々の自律神経を乱し、心身共に病む人が増えたのです。

実は、私自身の精神も一時期、〝危険水域〟にありました。緊急事態宣言下にあった2020年の5月、人通りの少ない早朝の時間帯を選んで、散歩に出かけました。

都心のおしゃれな通りに朝の日差しが差し込み、その街並みはとても美しいはずです。ところが、そのときの私はその光景に何も感じることができませんでした。

以前の私は、どんなに忙しくても周囲にある〝小さな美〟に気づき、それを心の糧《かて》にすることができていました。それなのに、美しいものを美しいとさえ思えなくなっていたのです。

1日1枚の〝美〟の撮影習慣

「これはまずい」

自分の感性がおかしくなっていることに危機感を覚えた私は、意識的にあらゆるものを見つめ、「きれいだな」「素敵だな」と感じたら、写真を撮ることにしました。

街路樹、公園のオブジェ、道端の花、カフェの外観、夕焼け……なんでもいいのですが、1日1枚スマホで撮影し、インスタグラム（写真や動画を無料で共有できるサービス）に公開します。

いわゆる「写真映え」を競うのが目的ではなく、あくまで私自身の健康のためですから、写真の出来自体は気にしません。

とはいえ、ただ撮影するだけではなく、ネット上に記録するところまでが大事。自分が感じ取った小さな美を、後に見直しながら整理していく作業によって自律神経が整うのです。

この「1日1枚の撮影習慣」は、コロナ禍が収束した後も、私の健康法のひとつとして継続していくつもりです。

小林式「コロナうつの予防術」

コロナ禍などの非常時が続くと想像以上に心身は病みやすく、意識転換が必要となる。ふと目に入った「小さな美」をスマホで撮影し、整理することで、自律神経を整える。

1 ふとした時に目に入る「小さな美」を意識的に眺めて自律神経を整える。

2 スマホで撮影し、SNS にアップすることで仲間と共有したり、後から眺め直したりもできる。

SNSにアップ

08

整理整頓で気持ちを一新する

コロナ禍以降、会社も学校もリモート作業が増え、コミュニケーションの形は急激な変更を余儀なくされました。楽しい旅行や会食、イベントが中止になることも経験しました。しかし、私たち人間は社会的生き物であり、外に出たり、人々と関わったりする中で心身のバランスを取っています。長い閉じこもり生活は、ボディブローのように効いて、自分が想像している以上に大きな影響を受けているのです。

コロナウイルスそのものとの戦いは、収束に向かっていくかもしれません。しかし、精神面の問題は、むしろこれからどんどん表出していくはずです。

平常時でも、夏休み明けなどは「会社に出たくない」「学校に行きたくない」と訴える患者さんが増えます。それが、これほど長期にわたって閉じこもっておいて今度はいきなり動きだすわけですから、うまく対応できなくて当たり前。年齢、性別、職業などを問わず、誰もが「自分はメンタルが弱っている」と認識し、何かしらの行動を起こしましょう。

多くの人が、「コロナのせいであれもこれもできなかった」という悔しい思いを抱えていることでしょう。修学旅行や運動会が中止になった子どもたちには、慰めの言葉もありません。

「コロナ禍だからできた」

私は、医者という仕事柄、病院勤務は変わらずに続けましたが、それでも講演会などの仕事は軒並みキャンセルしました。プライベートでもたくさんの楽しい機会を失いました。しかし、コロナに〝やられっぱなし〟でいては、ますます心身を病んでしまいます。ここはあえて、「コロナ禍だからできた」という意識転換をしていくべきです。

私の場合、家にいる時間が増えたことを生かし、整理整頓を始めました。これまで気にはなっていたけれど手つかずにいた余計なものの処理を、今は着々と進めています。資料が山積みになっていた研究室も、きれいに片付けて気持ちを一新。すっきりと仕事ができるようにしていく予定です。

整理整頓も自律神経を整えるのに効果的です。コロナ騒動に流されて、なんだかけじめがつかないと感じている人は、ぜひ、この機会に取り組んでみてください。

私たちは、歓送迎会や卒業式など、大小さまざまな季節の行事で人生に区切りをつけていたのに、コロナ禍でその機会を失うことがありました。例えば、この間、定年を迎えた人は中途半端に人生の大きな節目を迎え、糸の切れた凧《たこ》のようになっています。「コロナに負けず新しく始めた習慣」を意識的に持ちましょう。私のように小さな美を感じたり整理整頓したりするだけでも、気持ちは前向きになっていくはずです。

小林式「コロナ禍の行動術」

コロナ禍だけでなく平常時でも、「メンタルが弱っている」と感じたら、何かしらの行動を起こす。コロナ禍では家にいる時間が増えたことを生かし、整理整頓などを実施。

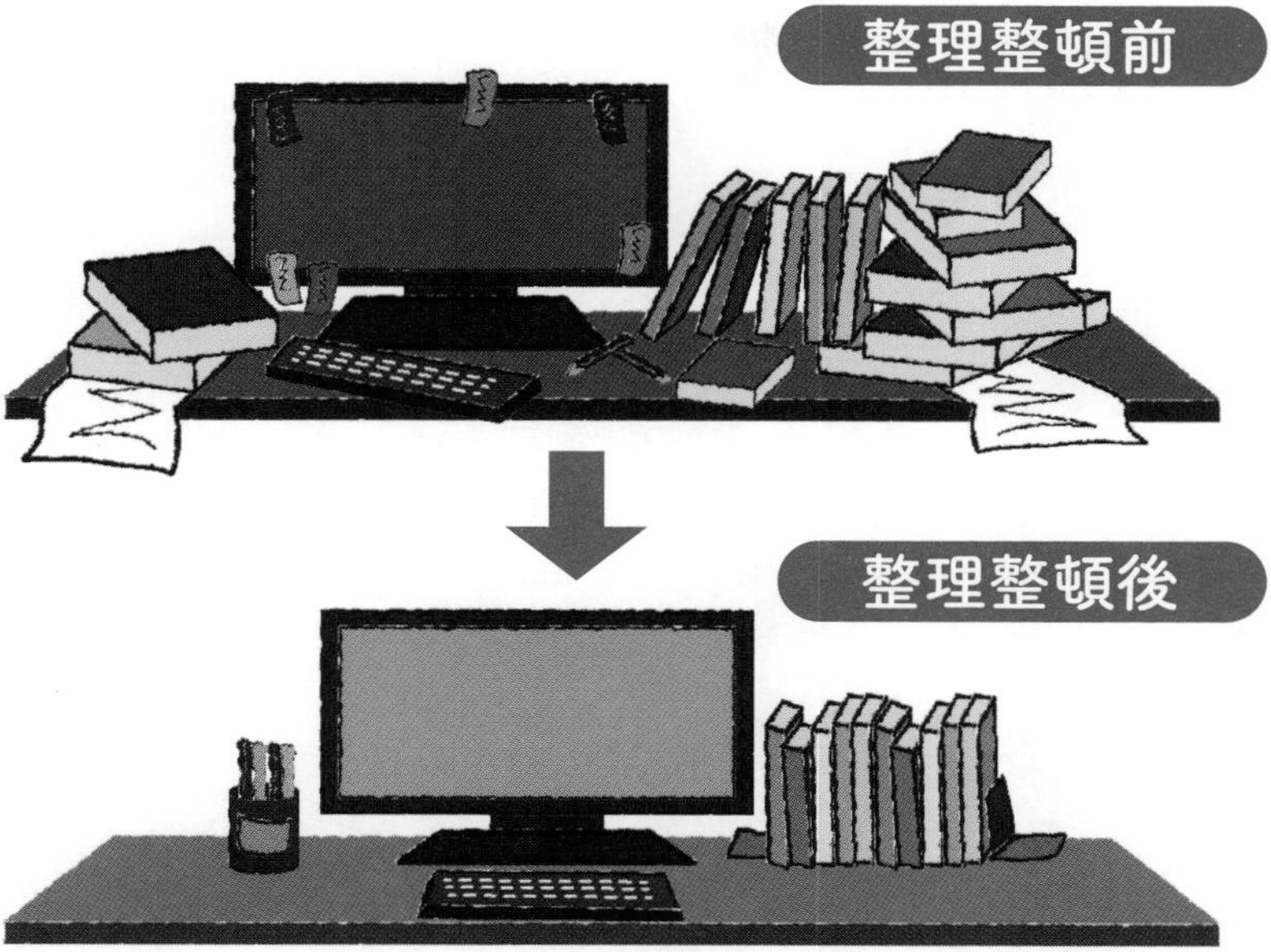

家にいる時間が増えたことを逆手にとって、整理整頓を実行。「コロナ禍だからできた」というものをつくる。

09

「一杯の水」からスイッチオン

自律神経は、緊張と興奮を司《つかさど》る「交感《こうかん》神経」と、リラックスを促す「副交感《ふくこうかん》神経」からなり、車にたとえると、交感神経はアクセル、副交感神経はブレーキのような役割を果たしています。事故なくいい走りをするためには、アクセルもブレーキも高い機能を維持していることが大事ですが、男性は30歳、女性は40歳を過ぎたあたりから副交感神経の働きがガクッと落ちる傾向にあります。

すると、交感神経が優位になり、イライラしたり不眠に悩まされたりするのです。逆に、交感神経の働きが低く副交感神経が高ければ、心身の活力がなくなって、うつ病などの心配も出てきます。

いずれにしても、自律神経の乱れは心身の不調に直結しますが、その名の通り、脳の支配から自律していてコントロールが利かないため、生活面のリズムを整えるといった工夫が重要になります。

私も含め現代に生きる人は、そもそも自律神経のリズムを乱されがちです。というのも、外部に「乱す」要素が多すぎるからです。

その最たるものが怪しげな情報。とくに、インターネット上には、どんな分野についても無責任な情報が溢れ返っています。そうした情報に振り回されないために、私が実践しているのが日々の行動の徹底した「ルーティン化」（習慣化）です。

一杯の水で腸の働きを促す

初めに、「目覚めたらコップ一杯の水を飲む」こと。好きな銘柄のミネラルウォーターを丁寧にコップに注ぎ、ゆったりとした気分でごくごくと飲み干します。睡眠中に失われた水分の補給をし、腸の働きを促すと同時に、「大切な一日を流されずに過ごそう」という自分へのスイッチを入れる重要な習慣となっています。

帰宅後も、どんなに疲れていても、まず一杯の水を飲み、身につけていた靴や服をきれいにしまいます。続けて翌日の服を用意してから、ゆっくり寛《くつろ》ぎます。こうした行動のルーティン化によって、自分の生活を外部の雑音から守っているのです。

考えてみると、ネット上に大量に溢れ返っている情報は、ほとんどいらないものばかり。それに右往左往して自律神経を乱し、心身の健康を損なうのはバカらしい。

また、コロナ禍以降、実に多くの人がネット上の定額動画配信サービスを利用して、連続ドラマなどを深夜まで見続けるようになったそうですが、これも自律神経を乱す行為。現代社会は油断しているとすぐに、不必要な情報に飲み込まれ、結果として自律神経を乱すリスクに満ち溢れています。

小林式「ルーティン化」の一例

現代に生きる人は、外部からの情報によって自律神経のリズムを乱されがち。無責任な情報に振り回されないためにも、日々の行動を徹底してルーティン化していく。

起床後

コップ一杯の水をごくごくと飲み干す。水分補給などと同時に自分へのスイッチを入れる。

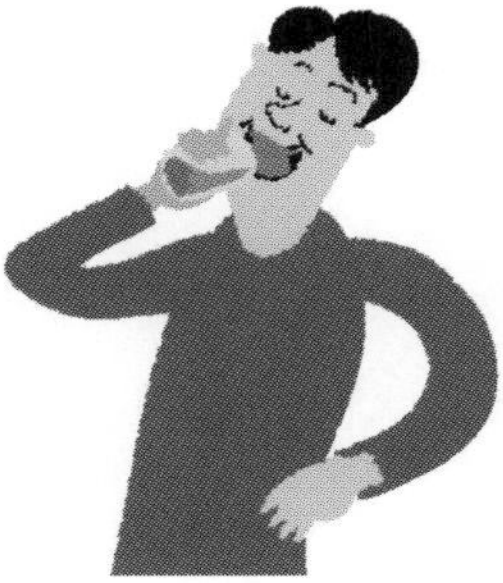

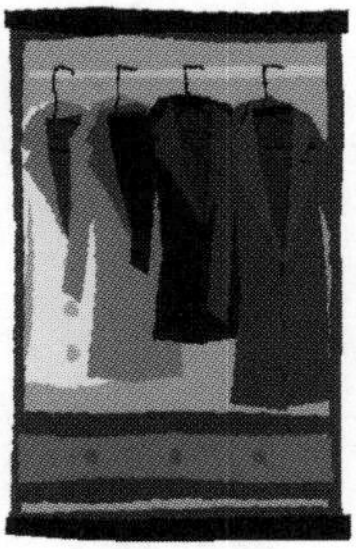

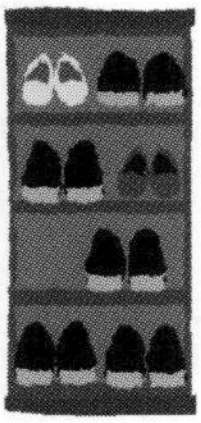

帰宅後

どんなに疲れていても靴や服をきれいにしまい、翌日の服も用意してからゆっくり寛ぐ。

10 就寝時間から逆算して行動する

先にも述べましたが、私は意識的に「本物の美」に触れるようにしています。音楽、絵画、文学……なんでもいいのですが、素直に心を動かされる時間を大事にしています。

コロナ禍にあって、医師としてもひとりの人間としても相当に疲弊していたらしく、緊急事態宣言が明けて久しぶりに一本の映画を観たときに、考えていた以上に心が揺さぶられるのを感じました。

そして、「もっと、こうした時間をつくらなければいけない」と痛感したのです。

みなさんも、お気に入りの美術館や博物館などをつくっておくといいでしょう。常設展だけでなく特別展もあるし、同じものを何度見てもいいのです。本物の美に触れることで、怪しい情報から自律神経を守ってください。

自律神経を整えるには、睡眠がとても大切です。

ところが、年齢を重ねるにつれ、寝付きが悪い、夜中に何度も目が覚める、早朝に目覚めてしまいもう眠れないといった、不眠の悩みが増えてきます。

睡眠は量より「質」

しかし、眠っている時間の長さに囚《とら》われる必要はありません。睡眠は量より「質」です。

眠れないことでイライラしてかえって自律神経を乱すのはナンセンスです。

心掛けたいのは、最初の1時間半をいかに深く眠るか。

そのために私は、就寝3時間前までに夕食を終え、その後はリラックスして過ごします。入浴は就寝1時間前と決めています。

入浴後、1時間もすると上がっていた深部体温が下がり始めますが、そのときが入眠のベストタイミングなのです。ちなみに交感神経を刺激するスマホは、就寝前は一切見ません。

実は、私自身は生まれながらのショートスリーパーで、忙しいときには3〜4時間の睡眠が続いても大丈夫。ですが、絶対に徹夜はしません。

徹夜によって一度狂った睡眠リズムを元に戻すことは、非常に大変だからです。睡眠も「いつも通り」が自律神経を乱さないためのコツといえます。

小林式「睡眠の質をあげる方法」

睡眠は量より質。質を高めるためには、最初の1時間半を深く眠ることが大切。就寝3時間前までに夕食を終え、その後はスマホを一切見ないなど、リラックスして過ごす。

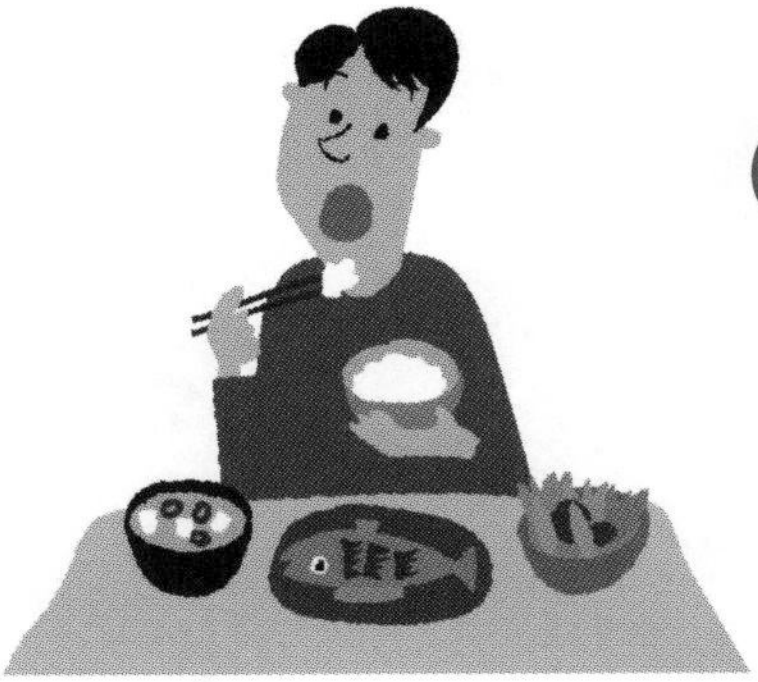

就寝3時間前まで

夕食を食べ終える

▲
▲
▲

就寝1時間前

入浴する

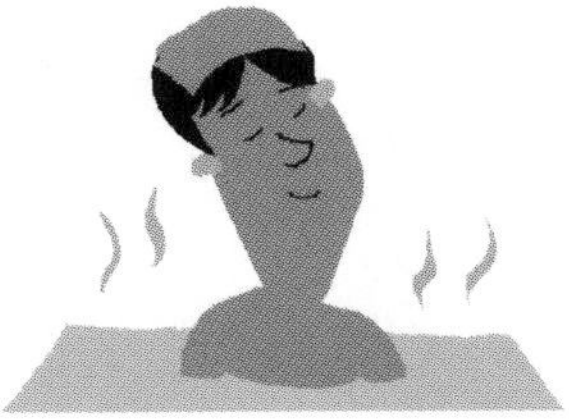

▲
▲
▲

就寝前

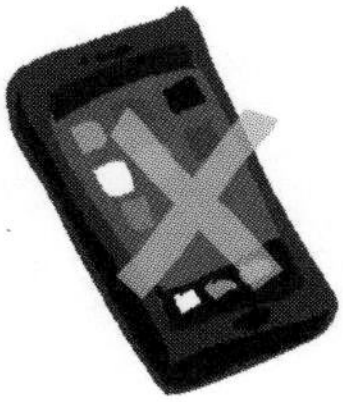

交感神経を刺激する
スマホは一切見ない

11 「具だくさん味噌汁」で食物繊維を摂る

ここ数年、全身の健康状態にいかに「腸」が関与しているかという研究が、世界的に進みました。

以前は大便が溜《た》まっているところ程度にしか考えられていなかった大腸には、1000兆個にも及ぶ「腸内細菌」がいて、私たちの健康を維持するために、さまざまな作用をすることがわかっています。

中でも注目すべきは「短鎖《たんさ》脂肪酸」という物質をつくる働きです。

短鎖脂肪酸は、酪酸《らくさん》、酢酸《さくさん》、プロピオン酸など「有機酸」と呼ばれるもので、抗老化作用があり、免疫力を高め、高脂血症などを改善することがわかっています。

つまり、腸の中で短鎖脂肪酸がたくさんつくられる状況になっていることが、中高年からの健康に大きく寄与するのです。

この素晴らしい短鎖脂肪酸を、腸内細菌につくってもらうためには、エサとなる食物繊維をしっかり摂ることが不可欠です。

なぜ、食物繊維が腸内細菌のエサとなるかというと、それが唯一、小腸で吸収されることなく大腸まで届く栄養素だからです。

食物繊維には「水溶性」と「不溶性」のふたつがあり、腸内細菌のエサとなるのは、主に水溶性です。水溶性食物繊維は海藻や野菜に多いのですが、わかめ、モロヘイヤ、オクラ、長芋などヌルヌル、ネバネバしたものにとくに豊富に含まれています。

味噌と食物繊維で百人力

私は、これら水溶性食物繊維を摂るために、普段から「具だくさん味噌汁」

を積極的に食するようにしています。味噌自体も腸にいい発酵食品で、そこに食物繊維が豊富な海藻や野菜をたっぷりと加えることで短鎖脂肪酸が増え、まさに〝百人力〟です。

また、具だくさん味噌汁には、痩《や》せる効果も期待できます。患者さんたちを見ていても、あるいは自分自身が試した結果としても、具だくさん味噌汁を摂っていると体重が落ちてスッキリします。

理由のひとつは、満腹感が得られるために主食の摂取量が減ることにあるでしょう。

そしてもうひとつ、食物繊維を摂ることで短鎖脂肪酸がたくさんつくられ、全身の健康状態が良くなって、むくみが取れることもあると思います。

小林式「具だくさん味噌汁」

健康を維持するためには「腸内細菌」のエサとなる水溶性食物繊維をたっぷり摂る必要がある。それらを多く含む海藻や野菜を、具だくさん味噌汁にして積極的に食べる。

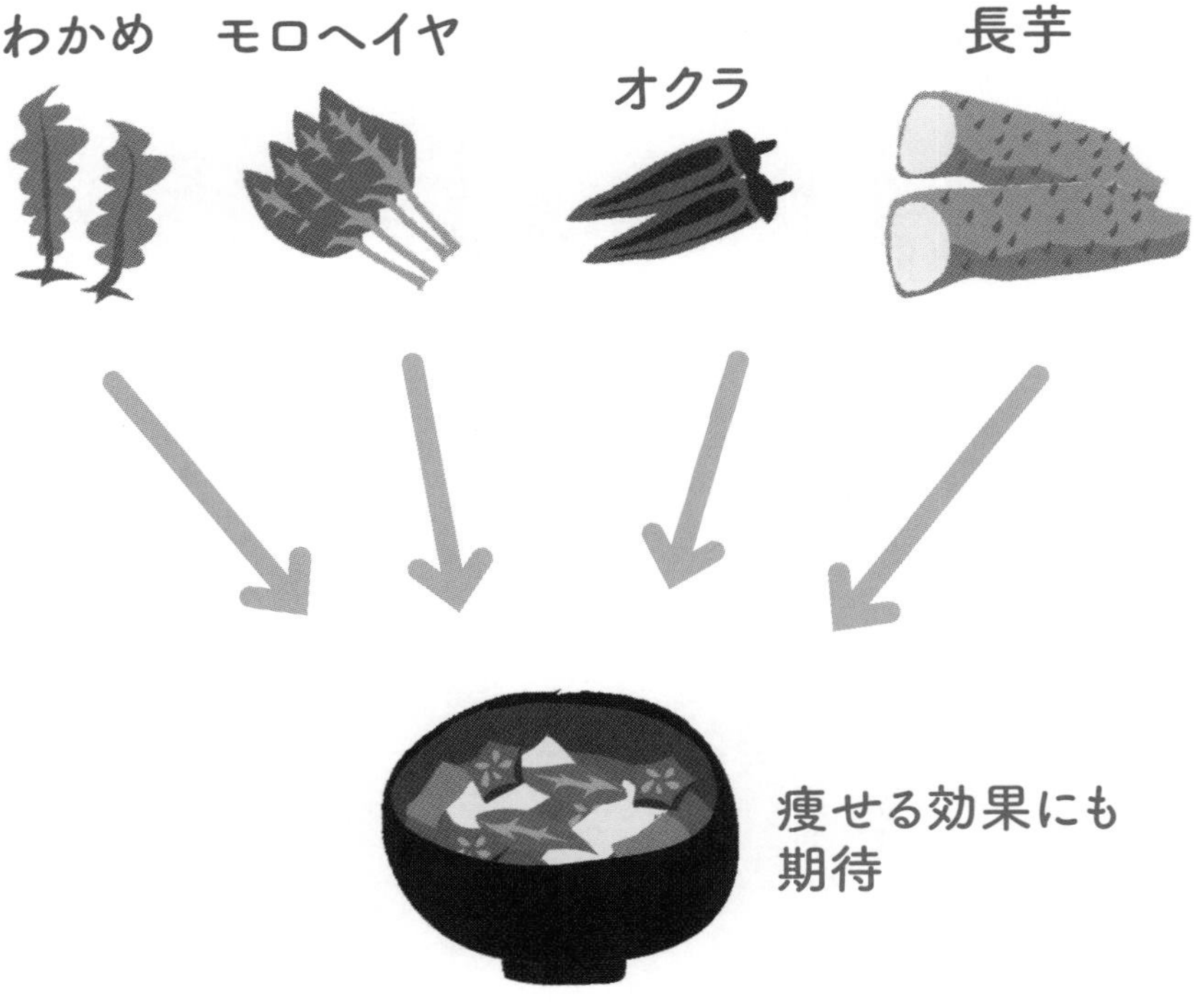

水溶性食物繊維が多い海藻や
野菜を味噌汁にたっぷり入れる。
満腹感が得られ、主食の摂取
量が減り、痩せる可能性もある。

12 階段の上り下りで足腰を鍛錬

改めて私が説明するまでもなく、肥満は健康の大敵です。太れば、あらゆる生活習慣病を呼び込む結果になることは、間違いありません。

コロナ禍で、外出する機会が激減し、運動不足で太ったという話をよく聞きます。

運動不足になると、カロリー消費量が減るということ以前に、腸の働きが悪くなり、消化・吸収にも悪い影響を与え、摂取した栄養物が筋肉ではなく脂肪細胞に行きやすくなってしまうのです。

さらに、重大な問題は、運動不足も肥満も、どちらも短鎖脂肪酸をつくる邪魔をするということです。運動不足によって太るのは、全身の健康にとって想像以上に怖いことなのです。

また、コロナ禍以降、転倒による骨折やケガで運び込まれる患者さんが増えていることが、医療現場にいてはっきりわかります。

運動不足で筋力が落ちていることや、日光を浴びる機会が減ってビタミンD不足となり骨が弱くなっていることが原因です。

高齢者の場合、骨折するとそのまま寝たきりになって認知症の危険も増しますから、中年といわれる年代から、足腰を鍛えておくことが必須《ひっす》です。

とはいえ、激しい運動は必要ありません。生活の中で、少しでも足腰を使えばいいのです。

つまずくことは危険信号

私の場合、極力エレベーターやエスカレーターを避け、階段を上り下りしています。以前は2階までがやっとだったのが、続けているうちに今は7階くらいまでは楽に上がれるようになりました。

週に3回ジムにも通っていますがランニングマシンで歩くか、フィットネスバイクをこぐくらいで筋トレはしません。それで充分だからです。

また、読者のみなさんには、ビタミンDをつくるためにも、日光を浴びながらの散歩やウォーキングをおすすめします。天気のいい日に戸外を歩いている間は、あまりネガティブな発想は浮かびませんし、道ばたの花や木漏れ日の美しさを感じながら歩くことで、自律神経も整いますから、精神面にもいい影響が得られます。

もし、歩いている途中でつまずくことが増えたら危険信号。それは、自分が思っているよりも、足が上がっていない証拠です。

出歩けない日は、室内でスクワットでもいいでしょう。スクワットで鍛えられる大腿四頭筋《だいたいしとうきん》という太ももの筋肉は、全身の筋力と密につながっており、運動効率がいいのです。場所を選ばず簡単にできるので、私も仕事の合間にちょくちょく行なっています。

小林式「足腰の鍛え方」の一例

運動不足は、想像以上に全身の健康状態に悪影響を与える。筋力低下による転倒や骨折を回避するためにも、階段の上り下りやウォーキングなど、普段から足腰を鍛えておく。

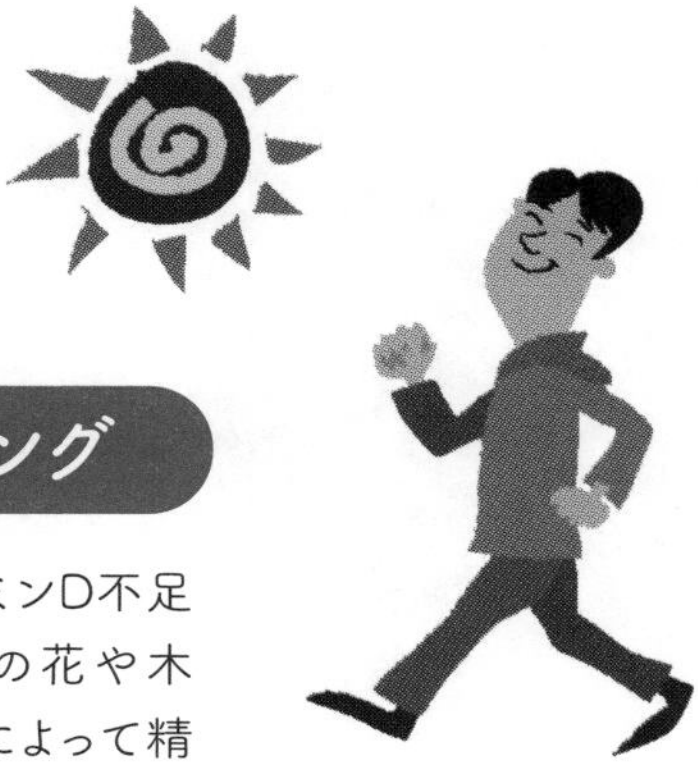

ウォーキング

日光を浴びビタミンD不足も解消。道ばたの花や木漏れ日の美しさによって精神面にもいい影響。

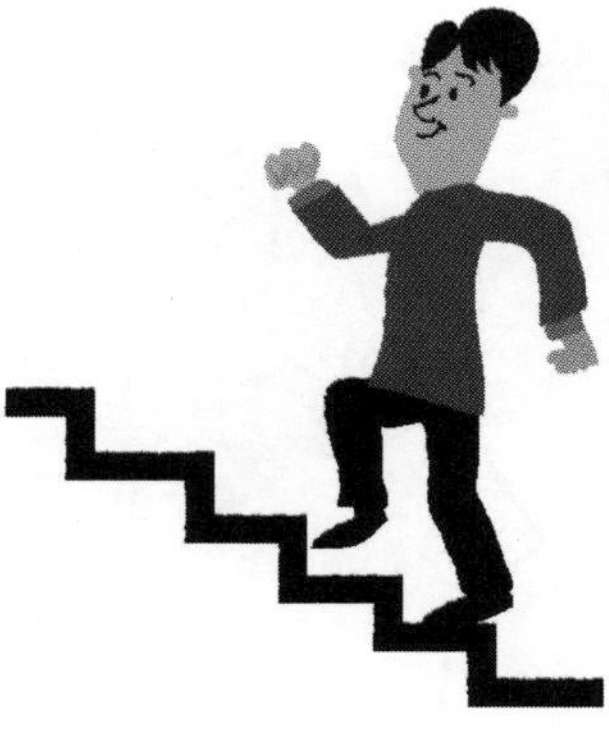

階段の上り下り

エレベーターやエスカレーターを避け階段を使用。続けていると7階くらいまで上がれるように。

ファイルIII

「脳生理学」の名医が実践する健康術

東邦大学医学部名誉教授
有田秀穂

1948年、東京都生まれ。東京大学医学部卒業。脳内物質セロトニン研究の第一人者として、薬に頼らない病状改善の呼吸法などの指導を行なう。著書に『医者が教える疲れない人の脳』など多数。

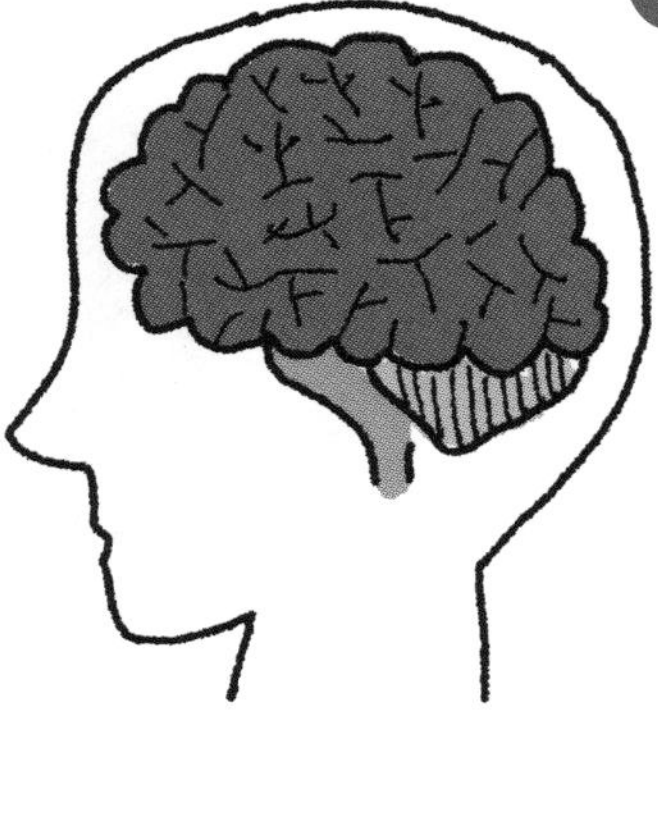

7つのポイント

- □セロトニンの作用を理解しているか
- □呼吸によってセロトニンは活性化する
- □呼吸法は30分以上続ける必要はない
- □意識的に太陽光を浴びる生活をする
- □リズム運動を生活に取り入れる
- □デジタル機器の使用時間を決める
- □アナログな交流をしているか

13

「ゆっくり吐く呼吸」で脳内物質を活性化

朝すっきり起きられない、急におなかが痛くなる、なかなか眠れない、食欲がわかない……。

このような体調不良を自覚して病院に行っても原因が見つからず、不安を抱えている人が大勢います。

脳内物質のセロトニン研究者の私からみれば、これらの不調はセロトニン不足の表れとも言えます。

体調面だけではありません。

ちょっとしたことに傷ついて落ち込んでしまう、すぐにイライラしてしまう、運動するのがおっくうだ、同世代の人と比べて老けて見えるなど、心理面や美容面での不調も、セロトニンの不足が原因である場合が少なくないのです。

セロトニンは、脳の活性化と密接に関わる脳内の神経伝達物質のひとつで、ストレスに負けない健全な心身の状態を保つ作用があります。セロトニンが不足すると、慢性的な疲労を感じるようになり、イライラしたり不眠症になったり、ひどい場合はうつ病になったりすることもあります。

セロトニンは数ある脳内物質の中でも珍しく、脳神経を鍛えることで分泌量が増える特異な物質です。

これまで私は、脳内のセロトニンを活性化させる方法を研究し、実践しながら、多くの方に指導してきました。

その中から、まずは誰にでもできるセロトニン活性法の「ゆっくり吐く呼吸」をお伝えしましょう。

私自身も30年以上にわたり続けてきた呼吸法で、セロトニンが分泌することが実証されています。

「セロトニン不足」による症状の例

セロトニンは脳の活性化に関わる神経伝達物質。セロトニンが不足すると様々な体調不良を自覚するようになるが、脳神経を鍛えることで分泌量を増やすことができる。

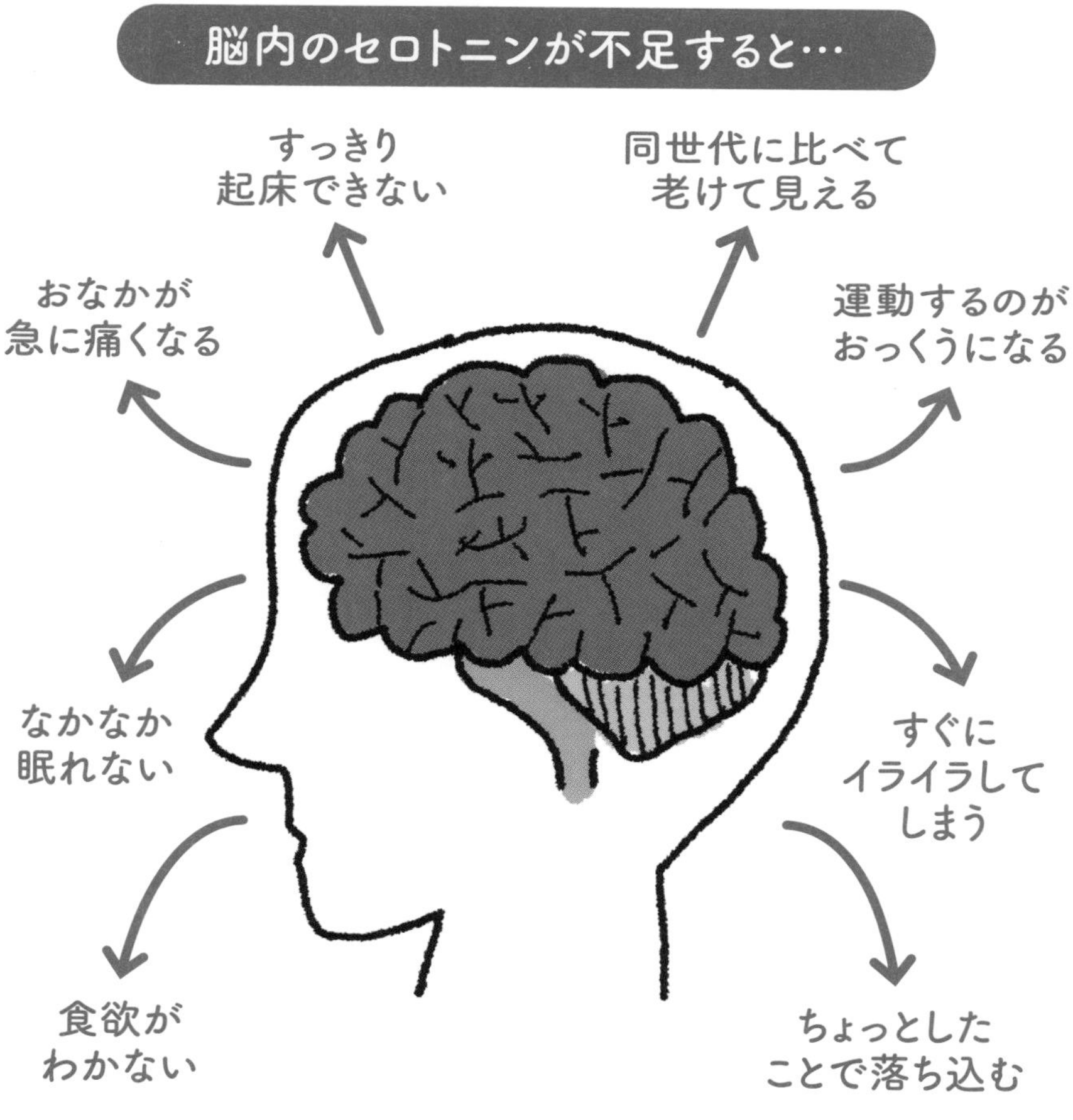
脳内のセロトニンが不足すると…
すっきり起床できない
同世代に比べて老けて見える
おなかが急に痛くなる
運動するのがおっくうになる
なかなか眠れない
すぐにイライラしてしまう
食欲がわかない
ちょっとしたことで落ち込む

ゆっくりと吐ききることを意識

「ゆっくり吐く呼吸」とは、文字通り、時間をかけて「息を吐く」ことに重きを置いた呼吸法です。要点は3つあります。第一に、「吐いてから吸う」こと。吐くときは口からでも鼻からでもどちらでもかまいません。背筋をピンと伸ばして座ったら、息をゆっくり吐いて、吐いて、吐ききってください。吐ききると、下腹部が引き締まっているはずです。吐ききったら、鼻からスッと息を吸います。

第二の要点は、「意識して吸わない」ことです。息を吸う時間や量は、首の動脈にあるセンサーが自動的に働くので、思い切り吸い込もうなどと意識する必要はありません。第三の要点は、「ゆったりとした一定のリズムを繰り返す」ことです。フーーーッ……、フーーーッ……、フーーーッ……、と繰り返しましょう。この呼吸法を5分ほど続けていると、セロトニンが活性化してきます。そして20～30分ほどで活性のピークを迎えることがわかっています。

ですから、最低でも5分、目標は20分として、毎日続けてみてください。

この呼吸法では、下腹部の筋肉を「意識しながら」行なうことが重要です。意識していなければ脳神経が働かず、セロトニンの活性にはつながりません。

座り方は自由です。座禅を組んでもいいし（腰や膝が痛む方は無理せずに）、普通のあぐらでもいい。椅子に座ってもかまいません。大切なのは、背筋が伸び、下腹部に力を入れやすい姿勢であることです。

下腹部に力を入れるコツがわからない人は、肛門《こうもん》を締めてみてください。肛門を締めると下腹部も締まります。

また、「余計なことを考えない」というのも大切なことです。お坊さんは呼吸に意識を集中させるために、「ひとーーつ」「ふたーーつ」と声に出して呼吸の回数を数えています。これを真似て、声に出して数を数えるのもいいでしょう。「あーーー」「いーーー」「うーーー」など単純な言葉もいいかもしれません。いずれにせよ、余計なことを考えなくてもいいように、特別な意味のある言葉は使わないほうがいいでしょう。

有田式「セロトニン活性」呼吸法

「ゆっくり吐く呼吸」を5分以上続けることで、セロトニンが活性化する。息を吐ききることと下腹部を引き締めることを意識しながら、一定のリズムで続ける。

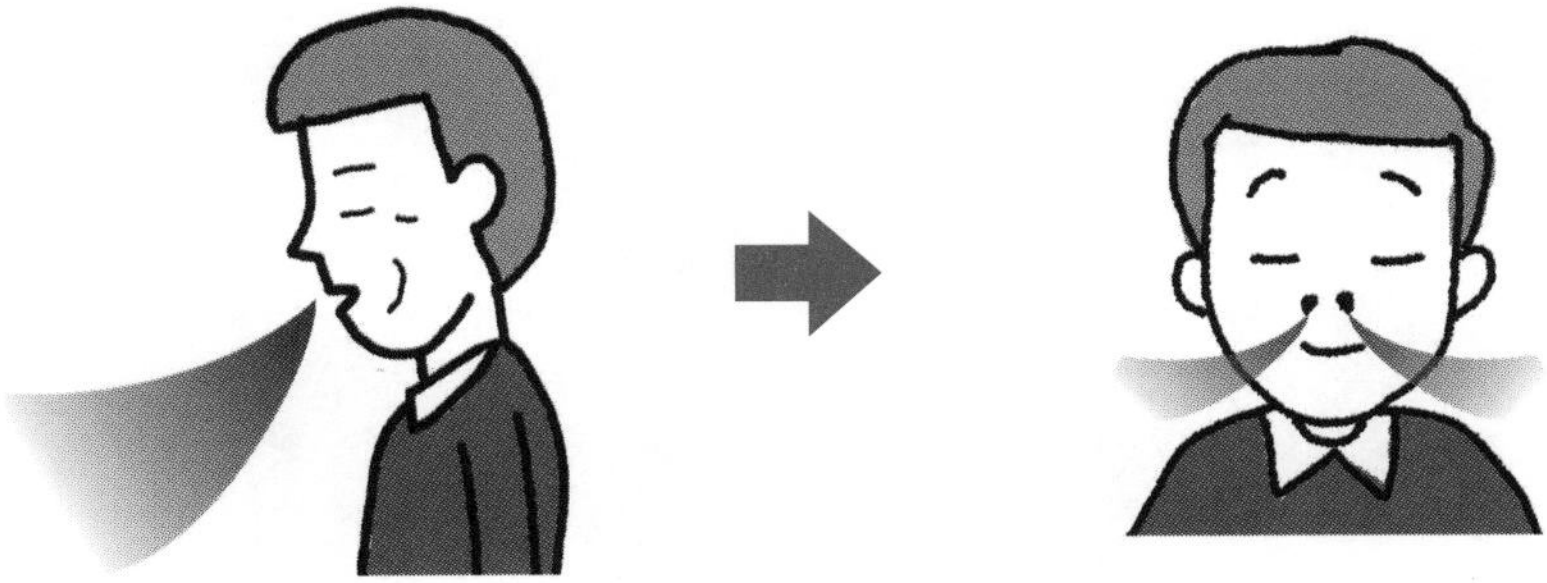

①「吐いてから吸う」

口からでも鼻からでもかまわないので、最初にゆっくり吐いて吐いて吐ききる。

②「意識して吸わない」

吐ききったら鼻からスッと息を吸う。吸い込むということを意識せず、自然に。

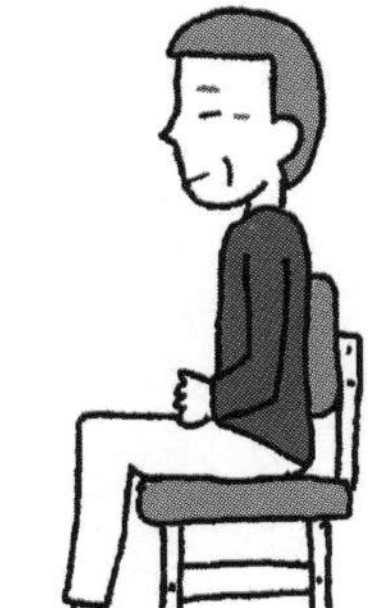

座り方は自由。椅子に座ったり、座禅を組んだり、普通のあぐらでもよい。背筋が伸び、下腹部に力を入れやすい姿勢を意識する。

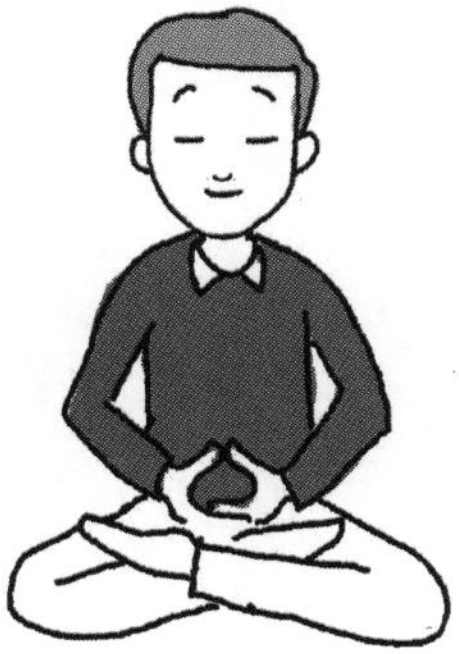

呼吸に集中している最中に雑念が湧いても、無理に打ち消そうとする必要はありません。以前、お坊さんに「雑念が出たらどうしたらいいでしょうか」と聞いたことがあります。答えは「雑念に寄り添いなさい」でした。この答えは、脳科学の観点からも理に適《かな》っています。雑念を気にすればするほど、前頭前野の働きがそちらに向いてしまうからです。

雑念を雑念と思わず、ひたすら一定のリズムで呼吸することで雑念が遠のき、再び呼吸に集中できるようになるのです。この「ゆっくり吐く呼吸」を実際にやってみるとわかりますが、最初のうちは5分程度でも疲れるものです。疲れたら無理せずにやめましょう。30分以上続ける必要はありません。なぜなら、それ以上やってもセロトニンが増えることはないからです。

一回の時間を延ばすことよりも、毎日20分続けることのほうが大事。3か月続けると、セロトニン神経の構造が変わってきます。脳の働きが活性化し、多少のストレスには動じない心身がもたらされるでしょう。

14 中国古来の養生法でリズム運動

私は長年、睡眠や精神面などに作用する脳内の神経物質「セロトニン」について、研究してきました。

大学を定年退職してからは、その成果をもとに強迫性障害やうつ病などの患者さんを指導しています。

その結果、セロトニンが正常に分泌されるようになれば、心と体の不調が和らぎ、元気になることが明らかになってきました。

セロトニンが不足すると、よく眠れず、心も晴れないまま、疲労ばかりが蓄積してしまうのです。

太陽光とリズム運動が不可欠

セロトニンを活性化させる方法として、「太陽の光をしっかり浴びる」「リズム運動を行なう」という2点があります。

リズム運動とは、一定のリズムを刻みながら行なう活動のことです。ウォーキングやジョギング、呼吸法や咀嚼《そしゃく》などがそれに当たります。そもそもあらゆる動物は、生命活動として毎日「歩く・咀嚼・呼吸」という3つのリズム運動を行なっています。ところが現代人の多くは、そのいずれも十分に行なっているとは言えません。ですから、意識的に太陽光を浴び（電灯の明かりでは効果なし）、意識的にリズム運動を取り入れる生活をしたほうがよいのです。

私自身は、朝たっぷりの日差しを浴びながら「六字訣《ろくじけつ》」という中国古来の養生法を行なうことを日課にしています。

六字訣は、発声とストレッチとを組み合わせたリズム運動です。基本的には

「嘘《シュー》」「呵《ホー》」「呼《フー》」「呬《スー》」「吹《ツュイー》」「嘻《シー》」という6つの音を発声しながら、ゆっくりと体を動かします。それぞれの運動が肝臓、心臓、脾臓《ひぞう》、肺、腎臓《じんぞう》、腸の活性化につながると言われています。

やり方は、まず丹田《たんでん》（へその下）に両手を当て、股関節《こかんせつ》を緩めて腰を落とします。これが基本の姿勢です。必ず基本の姿勢から始め、ひとつの動きが終わったら基本の姿勢に戻ります。また、同じ音・同じ動きを6回続けてから、次の音へ移ります。詳しくは78ページからのイラストを参照していただきたいのですが、それぞれの運動のポイントは次のとおりです。

「嘘」――息を吸いながらひざを伸ばして上に伸び、「シュー」と発声しながらひざを落としていく。

「呵」――両手を腰の横に広げ、息を吸いながら頭上へ上げる。次に「ホー」と発声しながら手を肩の高さから下ろしていく。

「呼」――「フー」と発声しながら、右手を右斜め上に押し出し、同時に両ひざもゆっくり伸ばす。伸びきったら、息を吸いながら右手を下ろしつつ基本の姿勢に戻り、左手も同様に行なう。

「呬」——息を吸いながら、ひざを伸ばして両手を胸の高さまで上げ、肩の横へ動かす。歯の間から「スー」と音が漏れるように発声しながら、両腕を肩の高さで横に伸ばしていく。同時に腰も落とす。

「吹」——息を吸いながら、両手を腰の横から背後に回す。「ツュイー」と発声しながら、お腹の前で大きなボールを抱え込むように両手を動かし、息を吐ききる。

「嘻」——いったん両腕と両ひざを伸ばし、息を吸いながら両手のひらを脇の下まで動かす。このとき、上半身も伸び上がるイメージで。次に「シー」と発声しながら、両手のひらで空気を押し下げるように真下に動かす。

発声だけでも効果あり

いずれも大きな声を出す必要はありません。大事なのは、できるだけ息を長く使って吐ききることです。息を吐くとき（発声するとき）は口からできるだけゆっくり長く（8〜12秒くらい）、息を吸うときは鼻からゆっくりと（4秒くらい）、吐いた半分ほどの量を吸えば充分でしょう。

6つの音は中国語読みなので、地域や師範によって異なる部分もありますが、発音は大切ではありません。発音よりも、口の周りの筋肉をしっかり使って口を動かすことを意識してください。

一連の動きも慣れれば15分程度でできるようになります。私も六字訣を行なうと頭がすっきりし、前日の疲れが取れることを実感しています。足腰に不安がある場合は、6つの音を発声するだけでもある程度の効果があります。

大切なのは、朝、カーテンを開けて太陽の光を浴びること。そして毎日行なうことです。3か月ほど続ければセロトニンが増え、強い心身を取り戻せるはずです。

有田式「六字訣」を使った養生法

リズム運動として、中国古来の養生法を日課にしている。6つの音を発声しながら、ゆっくりと体を動かすことで、6つの臓器が活性化する。朝、太陽の光を浴びながら行なう。

基本の姿勢

丹田（へその下）に両手を当て、
股関節を緩めて少し腰を落とす。

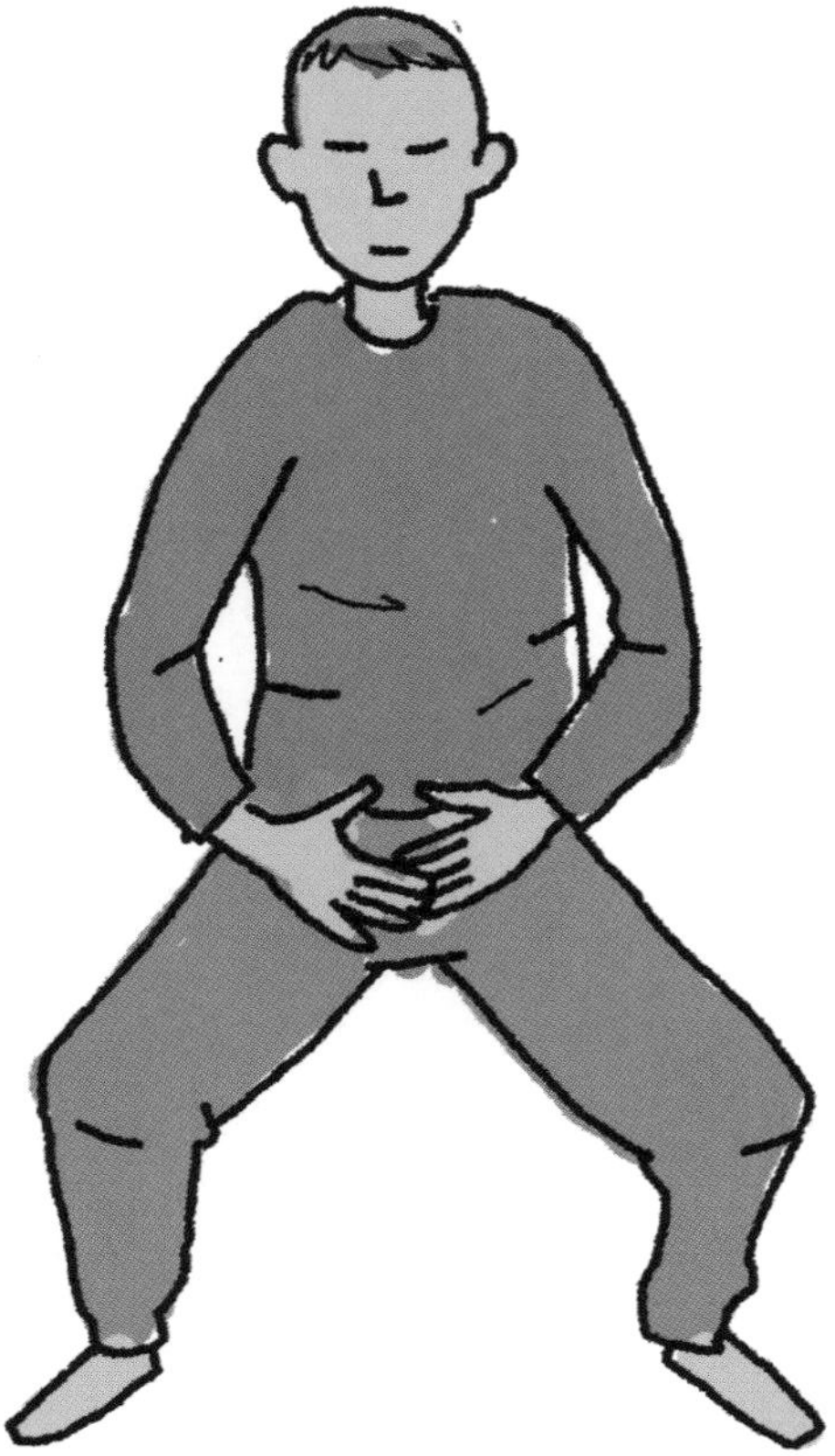

1.「嘘」の運動

基本の姿勢(78ページ)

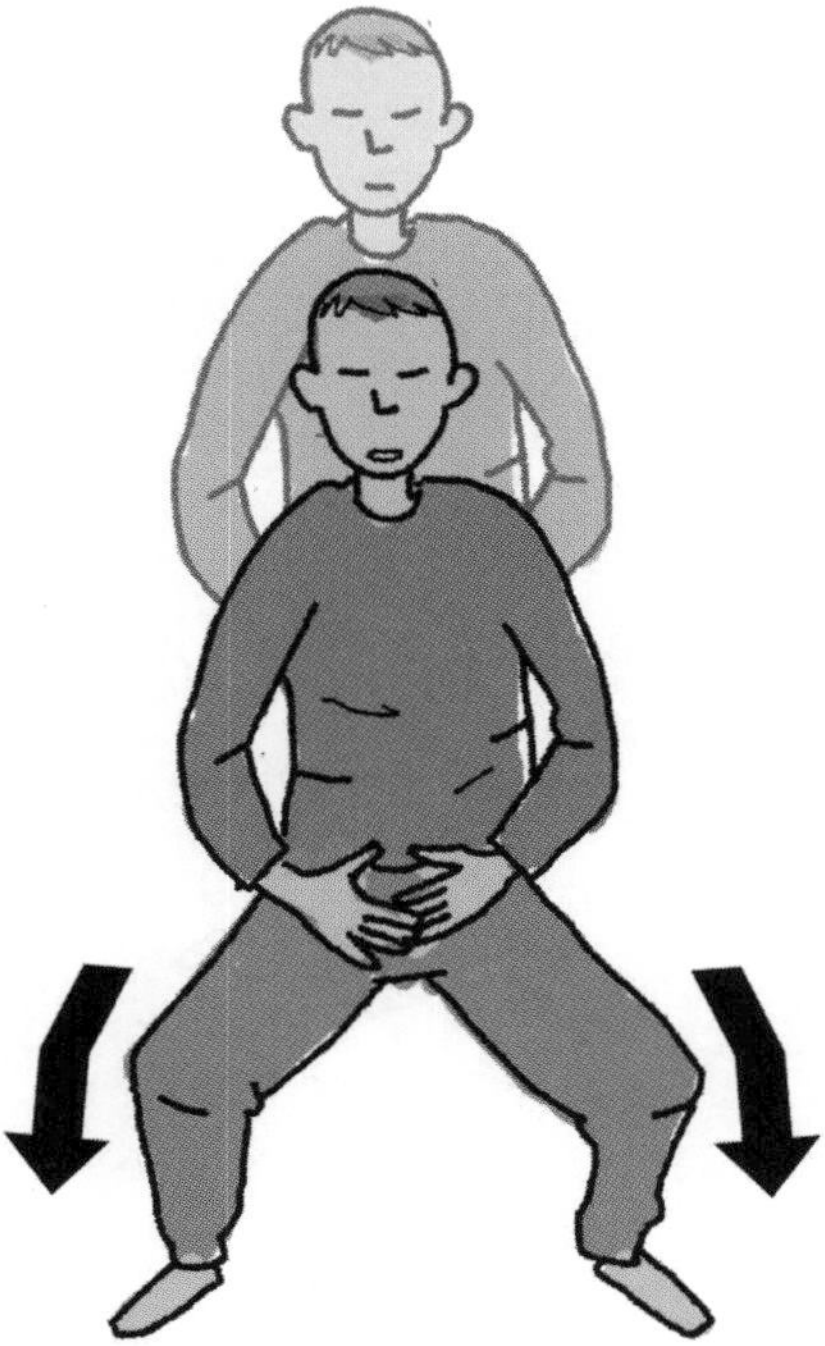

息を吸いながらひざを伸ばして上に伸び、「シュー」と発声しながら、ひざをまっすぐゆっくり落とす。息を吐ききったら、基本の姿勢に戻す。

2.「呵」の運動

基本の姿勢(78ページ)

基本の姿勢から両手を腰の横に広げ、ゆっくりと息を吸いながら、頭上まで上げていく。

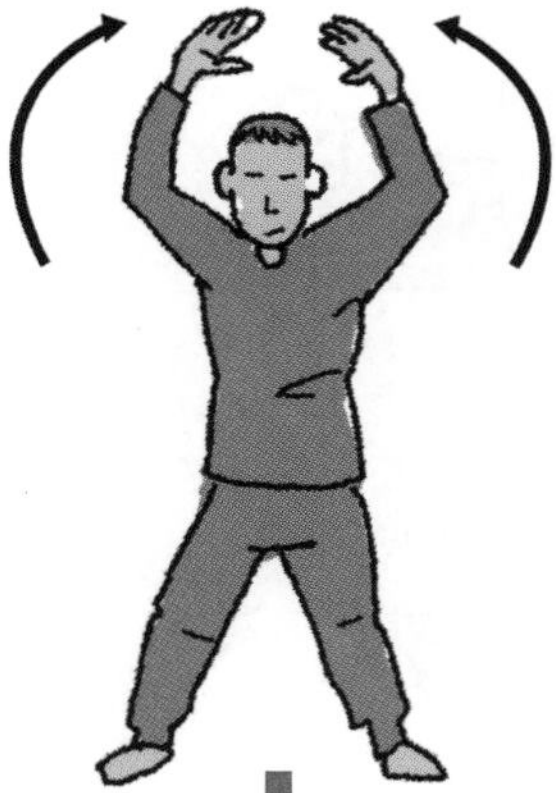

「ホー」と発声しながら息を吐いていき、手は肩の高さから下へゆっくりと下ろしていく。

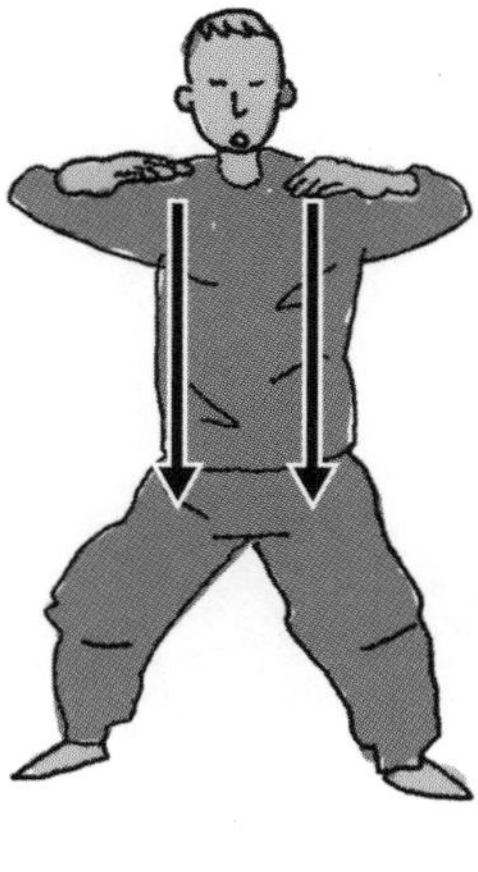

3.「呼」の運動

基本の姿勢（78ページ）

手を腰の横に広げて「フー」と発声しながら、両ひざと右手を上に向けてゆっくりと伸ばす。目線は右手を追いかける。

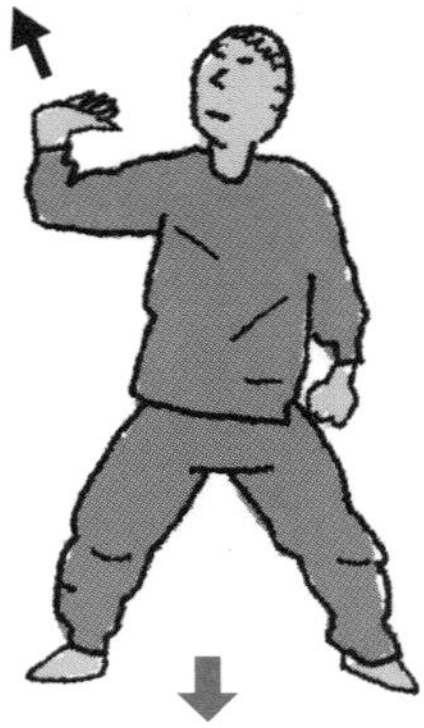

両ひざを完全に伸ばし、右手は伸びきるまで上に突き出す。伸びきったところで息を吐ききる。息を吸いながらゆっくり手を下ろし、基本の姿勢に戻る。その後、左手を使って同様の動きをする。

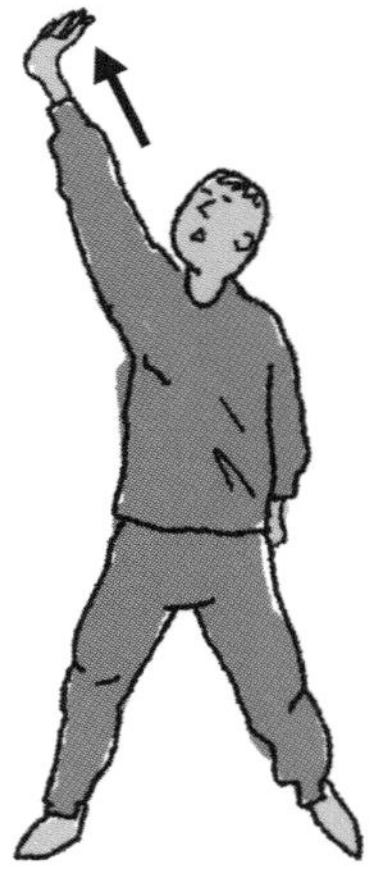

4.「呬」の運動

基本の姿勢（78ページ）

ひざを伸ばし、両手を胸の前に持ってきてから、息を吐きながら「スー」と発声。同時にやや腰を落とし、両腕を肩の高さでゆっくり横に伸ばしていく。

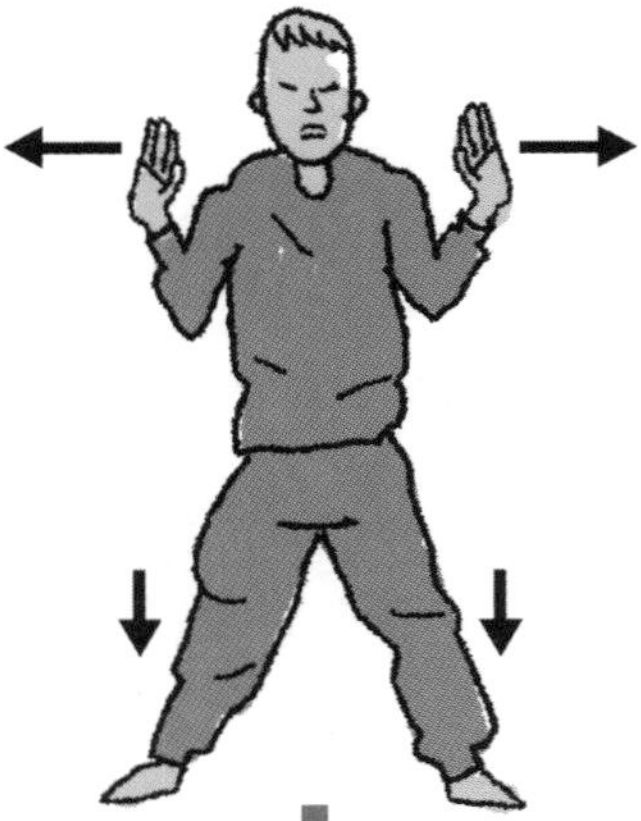

両腕を伸ばしきったところで息を吐ききり、吸いながら基本の姿勢に戻る。

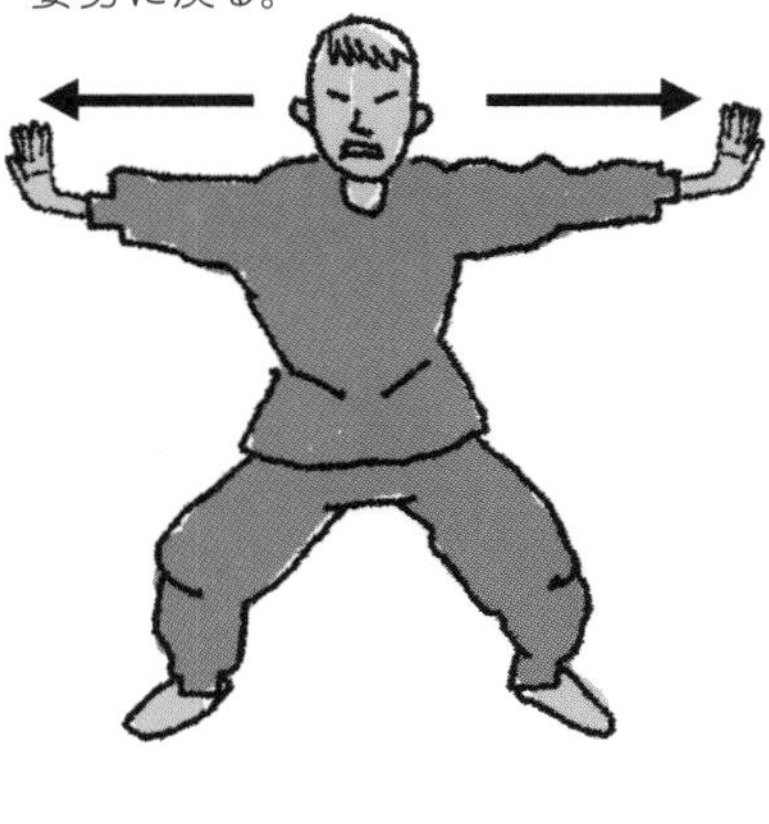

5.「吹」の運動

基本の姿勢（78ページ）

両手を腰の横に下げ、息を吸いながら背後に回していく。

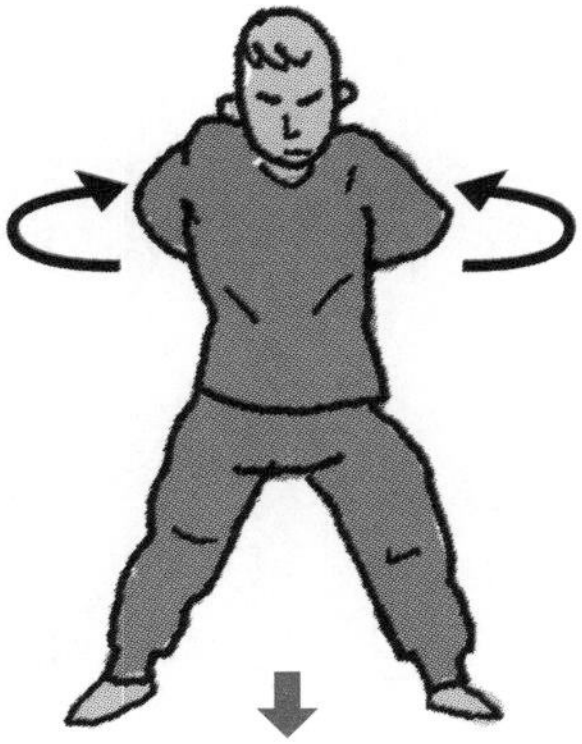

「ツュイー」と発声しながら、両手を体の前に移していき、お腹の前に持ってきたところで息を吐ききって、基本の姿勢に戻る。

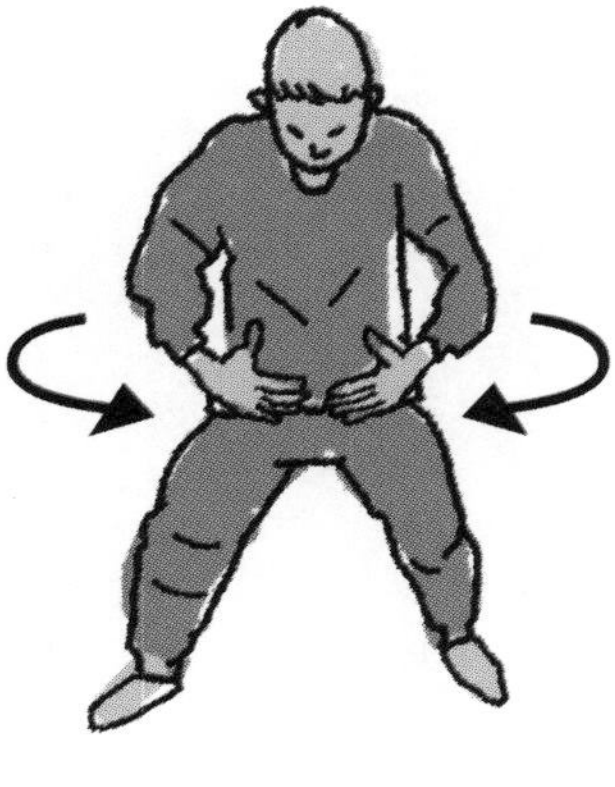

6.「嘻」の運動

基本の姿勢（78ページ）

両手を腰の横に下げ、両ひざを伸ばし、息を吸いながら上半身が上に伸びるようにして、両手を脇の下まで持っていく。吐きながら「シー」と発声、同時に両手を下げていき、伸びた上半身を緩めていく。

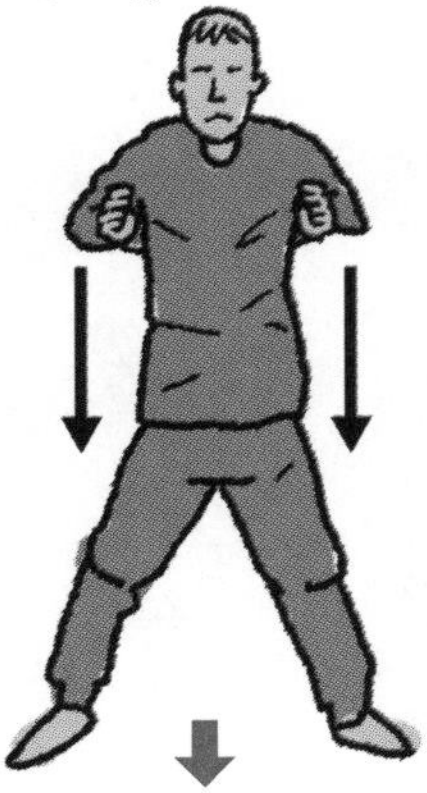

ゆっくりと手を下げながら、息を吐ききり、下げきったところで息を吸い、基本の姿勢に戻る。

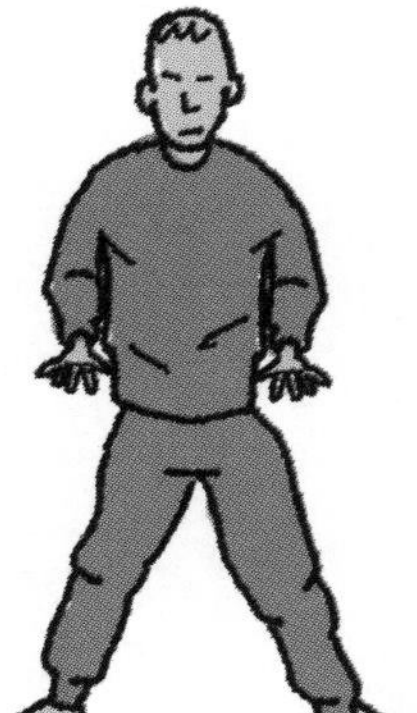

15

「特製スムージー」で必須アミノ酸を摂る

私はセロトニンを活性化させる生活習慣を長年にわたって継続してきました。セロトニンは、感情や精神面、睡眠など、人間が生きるうえで大切な機能を健全な状態にする役割を果たします。どうしたらセロトニンが活性化し、健全な心身を保てるのか。自ら様々な方法を試行錯誤し、効果が認められる方法を生活習慣に取り入れ、「攻めの養生」に努めています。これまで大病と無縁で過ごせたのは、その成果であると自負しています。

30年来続けている自炊も、攻めの養生のひとつです。自炊のおかげであれこれ工夫を重ね、自分の味覚に合った「セロトニンを増やすメニュー」を編み出すことができました。

セロトニンを増やすために必要な栄養素が「トリプトファン」です。トリプトファンは必須《ひっす》アミノ酸の一種で、脳に運ばれるとセロトニンを生成することがわかっています。食材では、納豆や豆腐などの大豆製品や乳製品、ナッツ類、牛・豚・鶏のレバー、小麦胚芽《はいが》、マグロやカツオ、バナナなどに多く含まれています。

60兆個の細胞が喜ぶのを実感

私は1日2食なのですが、朝夕共にこれらの食材を積極的に使って、トリプトファンを補給しています。中でも、毎朝飲んでいる「特製スムージー」は、トリプトファンがたっぷり入っています。スムージーは、牛乳や豆乳、ヨーグルトなどの乳製品に野菜や果物などを加えて、ミキサーで攪拌《かくはん》して作る飲み物です。一般的なジュースは果肉だけを使ったり、果汁を搾り出したりして作るのですが、スムージーは野菜や果物の皮や種も丸ごと攪拌します。

野菜や果物の皮と種には栄養分が凝縮して詰まっているので、食材が持つ栄養分も食物繊維も、余すところなく摂取できるのです。ミキサーさえあれば料理に不慣れな人でも簡単に作れますから、ぜひ試してみてください。

基本的な材料はバナナ2分の1本、りんご4分の1個、ブルーベリー大さじ1杯、冷凍ケール（片手にのる程度）、オレンジ2分の1個、ヨーグルトドリンク（コップ2分の1杯）、少量のオリーブオイル。このうちバナナ、ブルーベリー、ケール、ヨーグルトにはトリプトファンが多く含まれています。オレンジなど柑橘《かんきつ》類を入れると味がすっきり調い、格段においしくなります。

季節によって旬の果物や好みの食材を入れてもいいですし、分量も適当でかまいません。材料をすべてミキサーに入れ、全体が滑らかになるまで30秒ほど攪拌したら完成です。

私は毎朝このスムージーを飲みますが、体中の60兆個の細胞が喜ぶのを実感しています。ちなみに朝食は、このスムージーに加え、食パン1枚（バターを塗り、マスカルポーネチーズといちごジャムをのせる）、ゆで卵1個、締めに日本茶、が定番です。

有田式「特製スムージー」レシピ

セロトニンを生成する栄養素「トリプトファン」を多く含む食材を使った特製のスムージーを毎朝飲む。旬の果物や好みの食材を入れることも。分量も適当でかまわない。

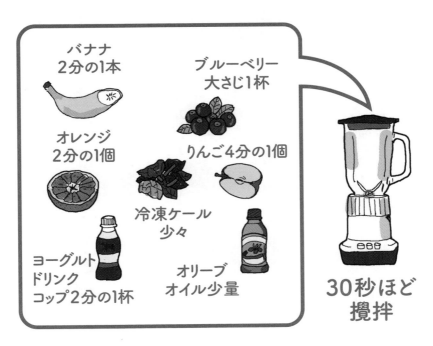

上記の材料をミキサーで攪拌。季節によって旬の果物や好みの食材を入れてもよい。分量も適当でよし。

16 デジタル機器と距離を置く

食事以外では、デジタル漬けの生活から脱却することも大切です。

現代は、スマホやパソコンなどが仕事や生活に必要不可欠です。しかし、デジタル機器は、脳を非常に疲れさせます。

慢性的な脳の疲労はセロトニンの生成や働きを低下させ、質の良い睡眠やすっきりした目覚めを阻害します。

また、うつ病発症の要因にもなります。

厚生労働省の調査によると、うつ病患者数は２０００年以前には約20万人でしたが、この20年で5倍の１００万人超にまで急増しています。ＩＴ関連の仕事に就いている人にうつ病患者が多いこともわかっています。

これは明らかに、朝から晩までデジタル機器と向かい合って過ごす、「デジタル依存生活」に因《よ》るものだと考えられます。

仕事を引退した人も例外ではありません。

通勤のために外出する機会が減り、家の中でスマホやパソコンをいじっている時間が増えてはいないでしょうか。

運動不足や引きこもりがちになってデジタル依存生活が続くと、セロトニンが活性化されず、慢性的な疲労や体調不良に陥りやすくなるため、注意が必要です。

アナログな交流を増やす

私自身もデジタル機器に触れない日はありませんが、自分なりのルールを決めて使っています。

1. 窓に面して仕事机を置き、パソコンでの作業中も日差しや風を浴びるようにする。

2. メールチェックや書き物は、5時の起床後から10時の朝食までの間に極力済ませる。

3. 夕食後、寝る2時間前からはスマホもパソコンも使わない。

デジタル機器から離れ、できるだけアナログな交流を増やしましょう。

脳科学的にも、対面でのおしゃべりや触れあいはストレス解消効果が大いに得られるものの、ネット上のやりとりでは効果がないことが判明しています。

有田式「デジタル機器」との付き合い方

デジタル機器は脳を慢性的に疲れさせ、うつ病発症の要因にもなる。デジタル機器の使用は時間を制限して、人とおしゃべりするなど、アナログな交流でストレス解消を図る。

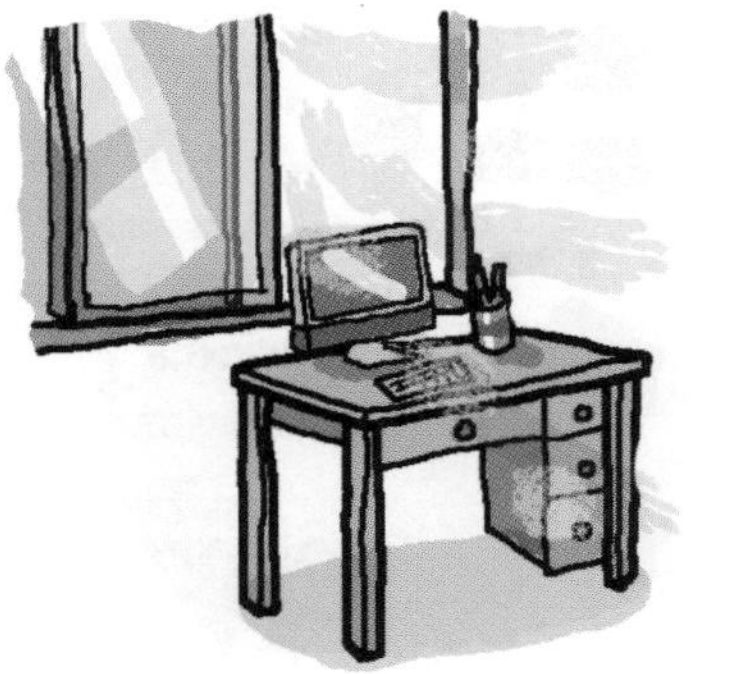

窓に面して仕事机を置き、日差しや風を浴びられるようにする。

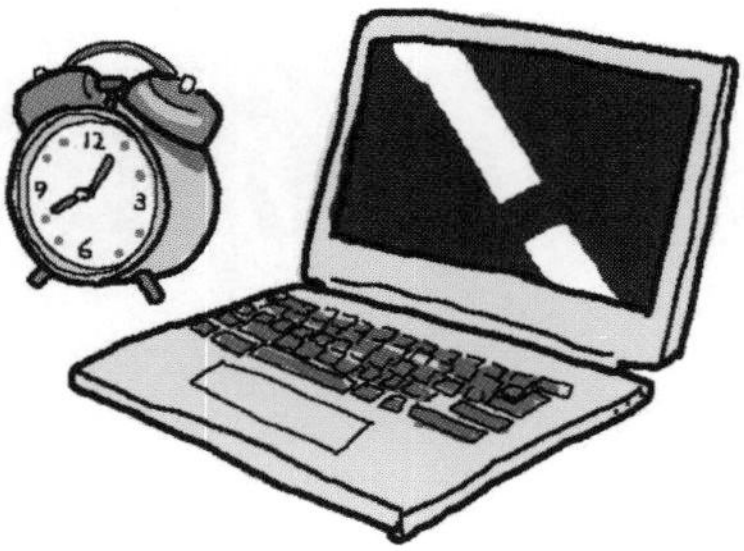

パソコンでの作業は起床後から朝食までに極力済ませるなど、時間を決める。

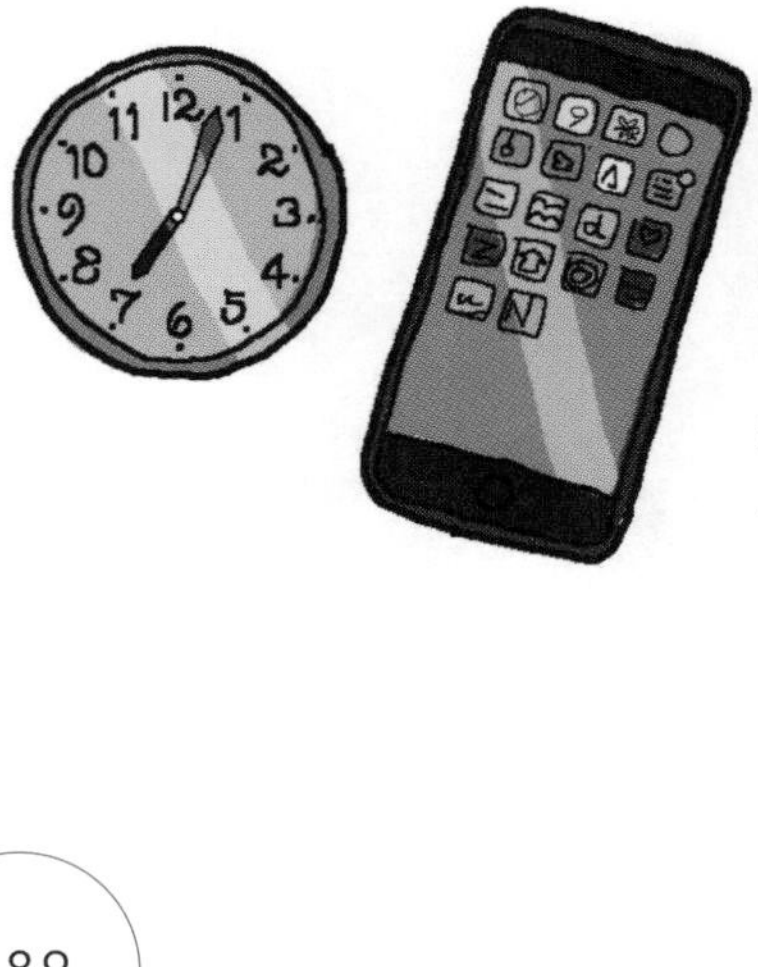

寝る2時間前からは、スマホもパソコンも使わない。

ファイルⅣ

「自然医療」の名医が実践する健康術

神奈川歯科大学大学院
統合医療学講座特任教授

川嶋朗

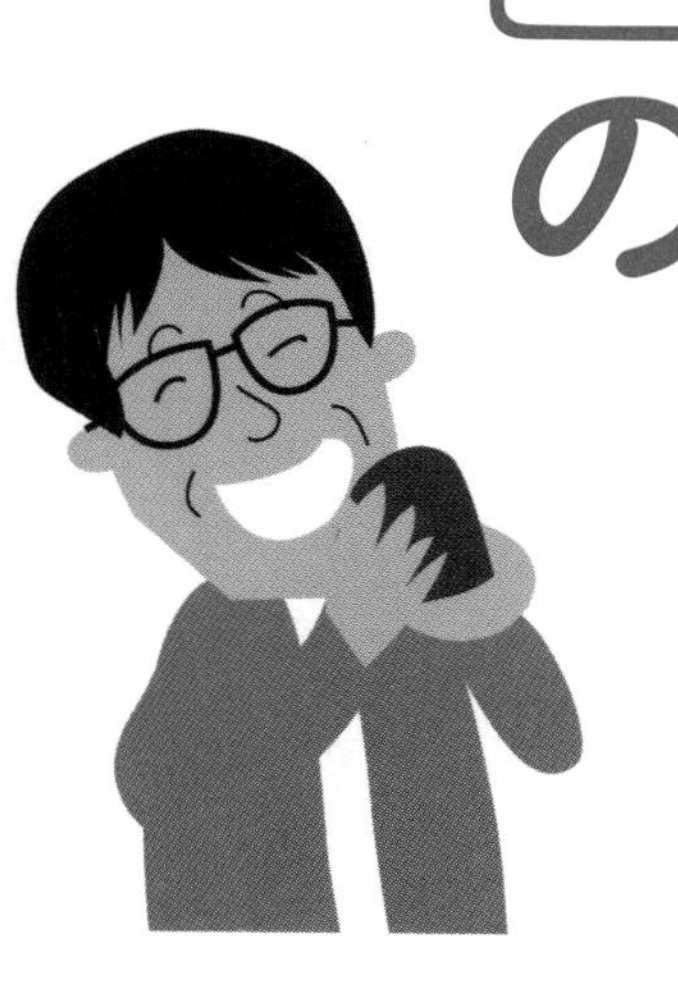

1957年、東京都生まれ。北海道大学医学部卒業。近代西洋医学と補完・代替医療を統合した教育を実践する。冷えとり専門医として温活指導にも注力。著書に『自癒力　自分の力で病気を治す100の方法』など多数。

７つのポイント

□心身の不調は「冷え」と密接に関係
□カフェインを摂り過ぎていないか
□血流が滞っている場所はないか
□入浴は温度やタイミングを意識する
□筋肉量が減ると免疫力も下がる
□食べ過ぎの問題を軽く考えない
□弁当や惣菜も選び方、食べ方に注意

17

朝一杯の白湯で「冷え」対策

昨今、老若男女を問わず、体が冷えている人が急増しています。「たかが冷え」と流さないでください。私は東洋医学の見地を取り入れて、つらい冷えに悩む患者さんと日々向き合っていますが、糖尿病やがんなどの専門医も私と同じように「患者さんのお腹を触るとヒヤッと冷たい」と感じているそうです。うつ病の方も同様。冷えのせいで病気になったのか、病気のために体が冷えたのかはわかりませんが、体や心の不調が「冷え」と密接に関係していることは間違いないでしょう。

冷えは万病のもと。「体を冷やさない」ことは健康維持の第一歩なのです。

私自身は、冷え性ではありません。しかし、未病《みびょう》（まだ病気ではないけれど放置すれば病気につながる状態）を防ぐため、長年にわたって日常的に温活《おんかつ》（体温を適正な温度まで引き上げる・あるいは保つ活動）を実践してきました。

昔も今も多くの人にすすめているのが、「朝一杯の白湯《さゆ》を飲む」ことです。漢方やお茶と違い、白湯なら体質に関係なく誰でも安心して飲めますし、何しろ余計なお金がかからないのが最大のメリットです。

お湯を沸かし、少し冷ましてから（体温より高ければ好みの温度でよい）ゆっくり飲みます。起きたてでまだ動きが鈍《にぶ》い胃や腸に温かい白湯が届くと、腸の働きが活発になります。

すると、代謝が上がり、体がポカポカとしてくるのが実感できるでしょう。睡眠中に失われた水分を補うのにちょうどいいタイミングですし、腸を温めることで老廃物の排出を促すこともできます。

本来、朝は排出に傾く時間帯なのですが、不規則な生活やストレスから慢性的な便秘になっている人も少なくありません。朝一の白湯習慣で長年の便秘が治ったと感謝されることもあります。

「湯たんぽ」を活用する

もし可能であれば、食事の前後や休憩の際も、コーヒーや紅茶に代えて白湯を飲めば、さらに効果的でしょう。コーヒーなどカフェイン入りの飲み物は、交感神経を刺激する作用があり、交感神経が働くと血管が収縮するからです。

血管が収縮すると血流が悪くなり、冷えが生じてしまいます。理想は一日1〜1・5ℓの白湯を飲むことですが、白湯ばかりでは飽きてしまうかもしれません。気分転換に好きな飲み物をとるのは構いませんが、冷たい飲み物を避けるのが基本です。他にも温活を交えた健康法はいくつかあります。

例えば「湯たんぽ」の活用もそのひとつです。私は仕事中も太腿《ふともも》の上に湯たんぽを置いたり、腰の仙骨《せんこつ》あたりに当てたりして温めています。

体全体を温めるには、血流が多いところを温めると効率的なので、筋肉が集中している下半身（太腿、ふくらはぎ、腰、お尻のあたり）を温めるのは理にかなっています。

川嶋式「温活」による健康法

冷えは万病のもと。朝一杯の白湯を飲むことで、腸の働きを活発にし、老廃物の排出を促す。「湯たんぽ」を活用して体を温めるときは、血流が多いところを中心に行なう。

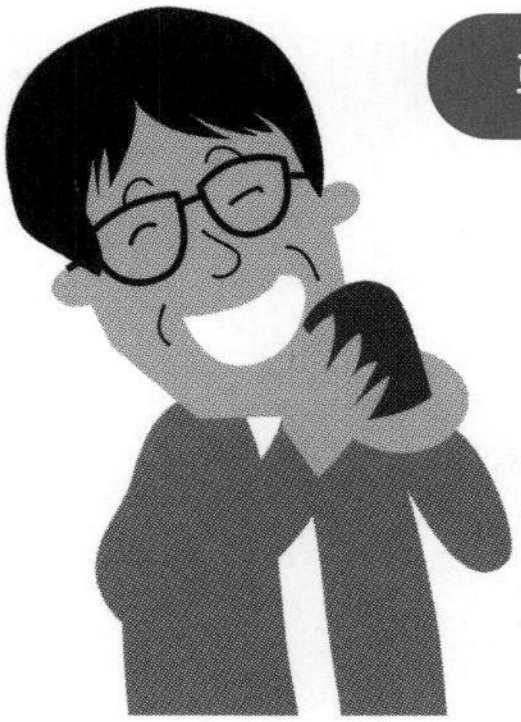

朝一杯の「白湯」を飲む

お湯を沸かして少し冷ましてから飲む。体温より高ければ好みの温度でよい。

期待される効果

- **腸の働きを活発化**
- **老廃物の排出**
- **便秘解消など**

「湯たんぽ」で体を温める

腰や太腿、ふくらはぎ、お尻など、血流が多いところを中心に。

→「 気持ちいい」と感じることが大切

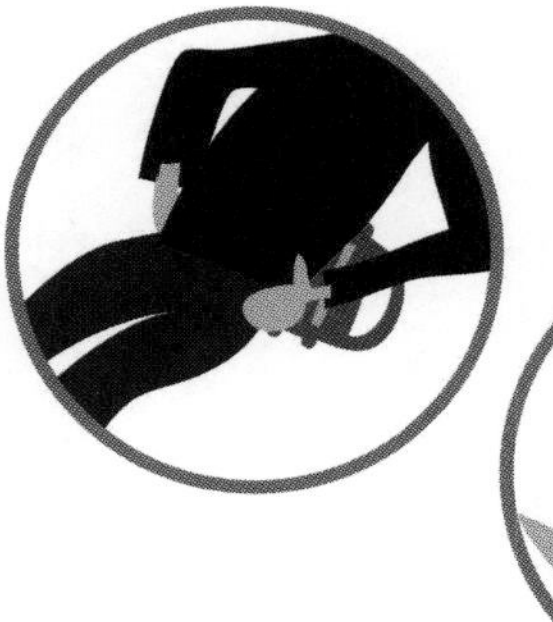

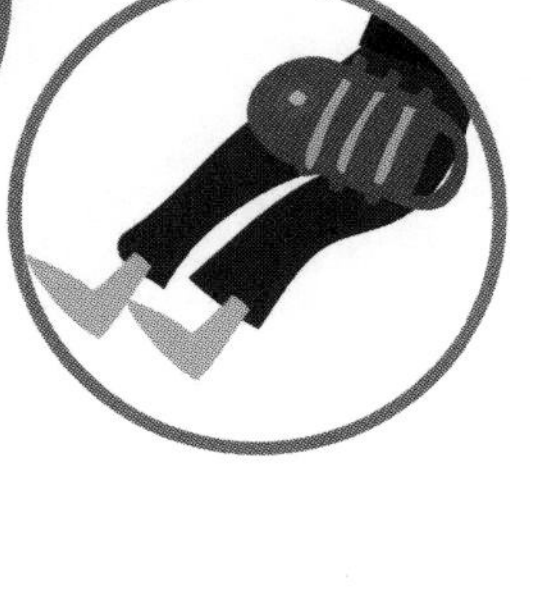

それより何より「気持ちいい」というのもあります。冷えに悩んでいる患者さんに湯たんぽを当ててもらっても、決まって「気持ちいい」と最初におっしゃいます。

じつは、すべての温活はこの感じ方が大切です。温めて気持ちのいいところを温めればいいのです。最近は市販のホットアイマスクもありますが、目の上を温めると気持ちがいいですよね。首の後ろを温めるのも凝りが取れてすっきりします。つまり、血流が滞《とどこお》っている場所が疲れや痛みとして感じているのですから、温めて流してあげればいいのです。

「疲れやすい」「何だかすっきりしない」「痛みが取れない」といった原因不明の体調不良がある人ほど、温活を続けることで嘘のように治るケースがありますから、試してみる価値はあると思いませんか？

一方で、筋肉疲労のときなど冷やすと気持ちいい場合もあります。しかし、冷やすとその部分の血流が悪くなり、かえって疲労はとれませんので注意してください。

18 足先と手先を刺激して血流改善

血流改善策として、足の裏でラップの芯を転がすだけの「足裏コロコロマッサージ」もお気に入りです。

足は「第二の心臓」とも呼ばれ、全身の血流を促すポンプの役割を担っています。

中でも、足の裏は心臓から遠いところにあるため、血流が滞りやすい部位でもあります。足先にむくみや冷えの症状がみられるのは、そのためです。

足裏コロコロマッサージは、長時間のデスクワークの合間に行なうと足先から血流が良くなり、気分転換にもなります。

手の指を組む動作で血流改善

また、足先同様、心臓から遠い手先も冷えやすい部位です。

私は電車に乗っている間やぼんやりテレビを観ている間などに、左ページの図のような手の指を組む動作をして血流を改善しています。

お風呂でのんびり行なうのもいいでしょう。じわじわと温まりますし、何より「気持ちいい」のでおすすめです。

川嶋式「血流の改善の仕方」

心臓から遠い手先、足先は冷えやすい部位。刺激を与えると血流が良くなり、体が温まる。足裏をマッサージしたり、手の指を組む動作をしたりして、血流を改善させる。

足裏コロコロマッサージ

足の裏でラップの芯を転がす。血流が良くなり、気分転換にもなる。

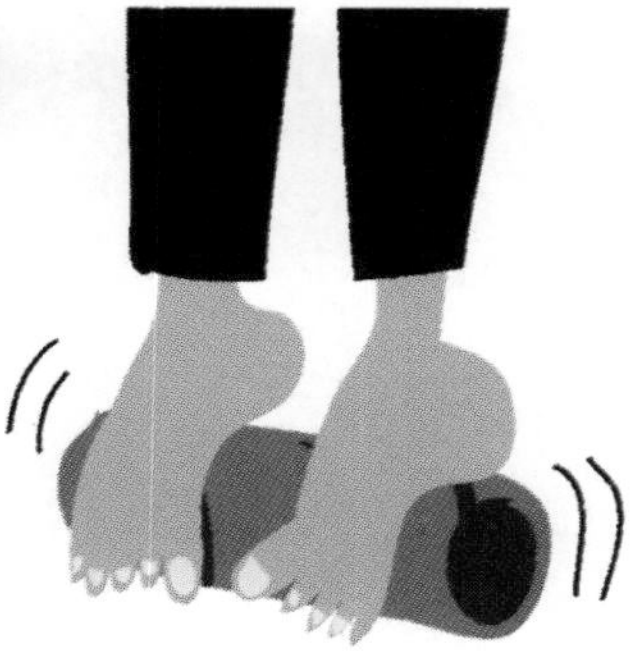

手の指を組む動作

第一関節よりも少し浅めに左右の手の指を交互に組む

→ 親指も組む

→ 手のひらで卵を包み込むようなイメージで閉じ、そのまま1分以上キープ

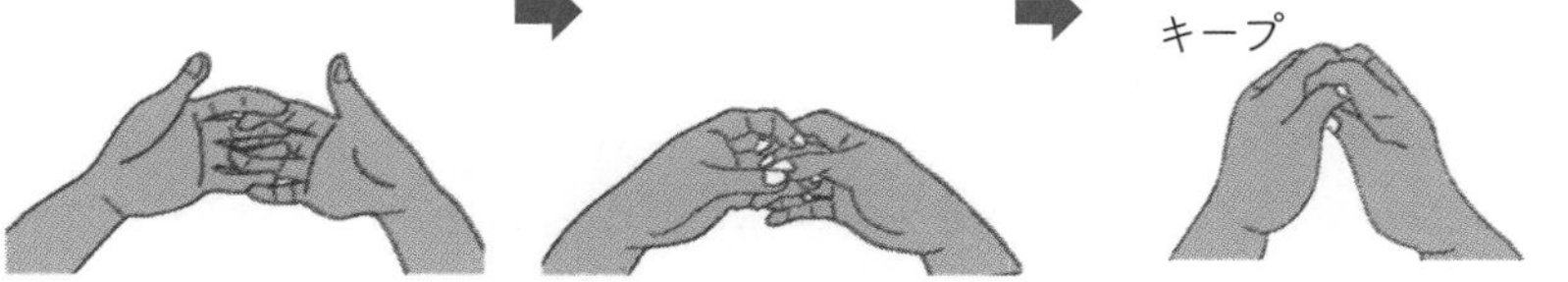

19

38度の「ぬるい湯」に20分以上は浸かる

万病のもとである「冷え」の原因は、生活習慣や周囲の環境など様々にあります。そして、ここ数年、増加の一途を辿《たど》っているのが「ストレスによる冷え」です。とくに春は新年度を迎え、新しい環境や人間関係の変化に適応していくことが求められますが、中にはそうした過程がストレスとなり、冷えや体の不調となって表れることがあるのです。

ストレスと冷えの関係についてもう少し説明すると、たとえば春先に「寒い」と感じるのもストレスの一種です。

ストレスを感じると交感神経系が「ノルアドレナリン」というホルモンを適度に分泌し、呼吸数や心拍数を上げて体温を上昇させて寒さを凌《しの》ぎます。この反応が適応です。

しかし、ストレスがかかり続けると、血管が収縮した状態が継続してしまい、結果として循環障害を引き起こして体温が低下します。つまり、ストレスが冷えを誘導しているのです。

問題は、冷えがさらに重篤な疾患の原因にもなりうる点です。がんなどの重篤な疾患は、それ自体が心身への大きなストレスになります。

私もストレスを感じない日はありませんが、極力翌日に持ち越さないように努めています。

体を温めてストレスを解消

毎日のストレス解消法は、入浴です。どんなに忙しくても、38度のぬるい湯に最低20分間は浸かっています。もっと長く浸かりたい場合は、携帯型のテレビなどを持ち込み、観賞しながら入浴します。「38度は低すぎませんか」とよく聞かれますが、副交感神経を優位にさせてリラックスするのが目的なので、ぬるい（目安は体温プラス2度）ほうがいいのです。40度が悪いわけではありませんが、40度は交感神経と副交感神経が入れ替わる分岐点。40度以上の入浴は交感神経を優位にさせてしまい、リラックス効果は得られません。

実際、熱い湯に数分浸かるより、ぬるい湯に10分以上肩まで浸かったほうが体は温まります。心臓に問題のある人は、長時間肩まで浸かると心臓に負担がかかることがあるので、半身浴で長めに（30分程度）ゆったりと浸かることをおすすめします。

また、風呂場から出たときに脱衣所が冷えていると、交感神経が刺激され、せっかくのリラックス効果が失われてしまいます。全身浴でも半身浴でも、肌寒い季節は予備暖房等で事前に風呂場や脱衣所を温めておくことが重要です。

入浴の理想的なタイミングは、布団に入る30分から1時間前です。体が芯から温まったあと布団に入ると、体温が下がりやすく、寝つきが良くなって、良質な睡眠が得られるのです。また、朝まで熟睡できるため、夜中にトイレに起きずにすみます（あるいは起きる回数が減ります）。

川嶋式「ストレス解消の入浴術」

ストレスと冷えは密接な関係がある。日々の入浴でストレス解消を図る。お湯の温度は熱いよりもぬるめでじっくり浸かるほうがリラックス効果が得られ、体も温まる。

風呂場や脱衣場は
入浴前に温めておく。

水圧が適度な
刺激になるため
肩まで浸かる。

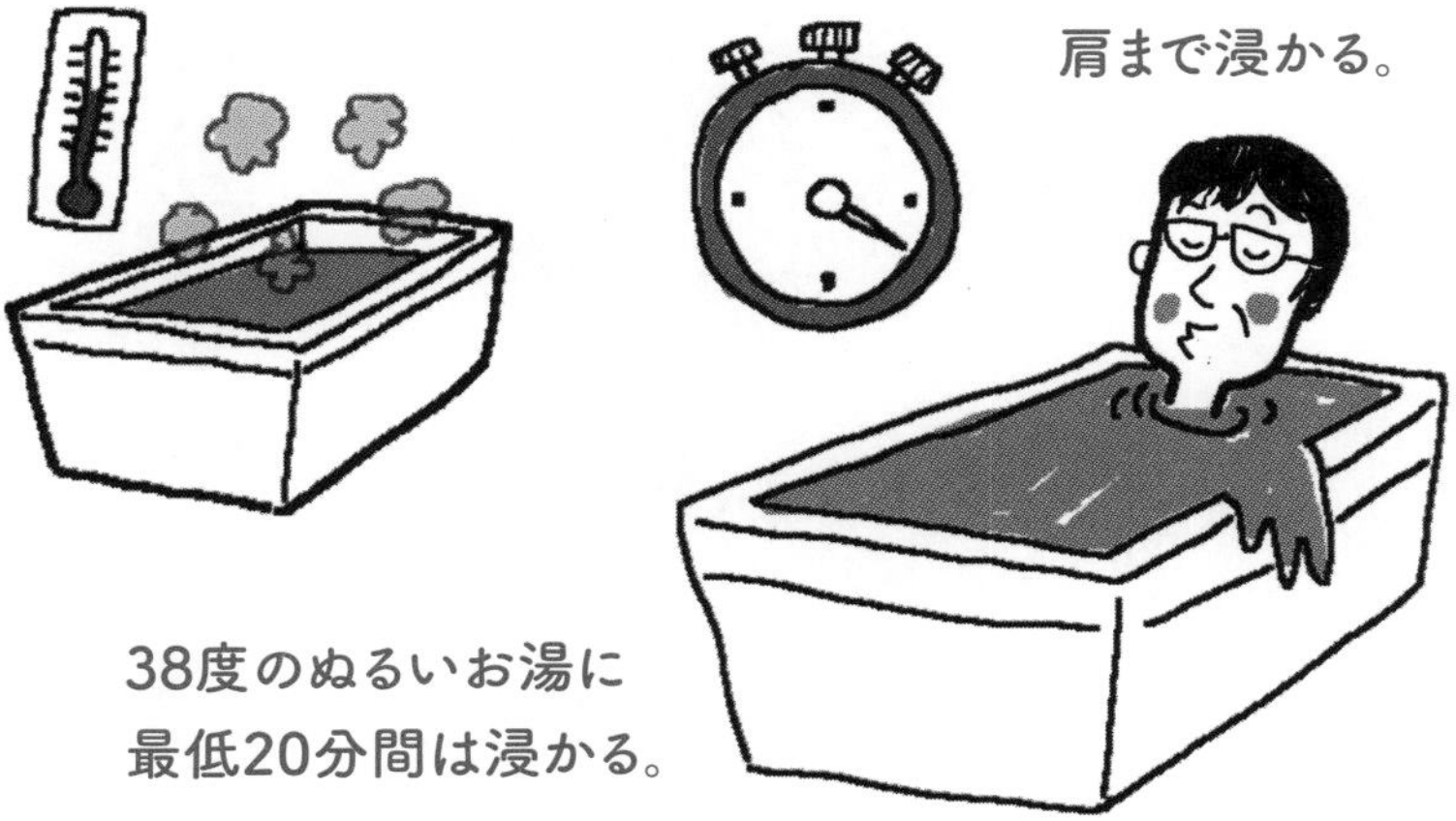

38度のぬるいお湯に
最低20分間は浸かる。

入浴のタイミングは布団に入る30分～
1時間前にすると、良質な睡眠が得られる。

20

日常生活の動きの中で筋トレ

運動もストレス解消に大いに役立ちます。

私はもともと体力には自信があり、運動も続けてきましたが、還暦を過ぎた頃から衰えを自覚するようになりました。

そこで、筋トレの負荷を徐々に増やしてきました。ただし、負荷は少しずつ増やすことが重要です。

現在は週1回スポーツジムに通い、30〜40分間のウェイトトレーニングをしたのち、傾斜のウォーキングを5km、その後プールへ移動して1km泳ぎます。

また、週2回は片道25kmの道のりを自転車で通勤しています。

よく「電車ではお年寄りに席を譲りましょう」と言いますが、私は講演等で

「席を譲ってもらうのは逆効果です」と言っています。

半分冗談ですが、還暦を過ぎたら筋力が落ちる一方なので、高齢者はほんの少し筋肉に負荷をかけることで、筋肉量を維持したほうがいいと考えています。人間は生まれた瞬間が一番体温は高く、年齢と共に下がっていきます。そもそも人間の一生は「冷えていく一生」なのです。

これは加齢と共に筋肉が徐々に減っていくことが大いに関係しています。筋肉量が減ると体温も下がり、免疫力が下がって様々な病気が発症しやすくなります。健康長寿のためにも、日常生活の中で筋肉を強化することを意識しましょう。

何もしなければ冷えていく一方

還暦を過ぎたら、嫌だ、キツイと思うこともやり続けていかないと筋力は維持できないのです。

何もしなければ、冷えていく一方だと肝に銘じてください。

腹筋や腕立て伏せ、スクワットなど、家の中でもできる筋トレはいくつもあります。

ひとりでは三日坊主になりがちだ、定期的に筋トレを続けるのが難しい、という人は、せめて日常生活の中でできる筋トレを続けてほしいと思います。

電車や階段は無料のスポーツジム。電車では座らない、なるべく階段を使う、大股《おおまた》で歩く、ひと駅前で降りて歩くなど、できることは取り入れてみてください。

川嶋式「日常生活の中の筋トレ法」

人間は年齢と共に冷えていく。還暦を過ぎたあたりから、多少キツイと感じる動作をやり続ける必要もある。日常生活中にできる「軽い筋トレ」を見つけ、意識的に実行する。

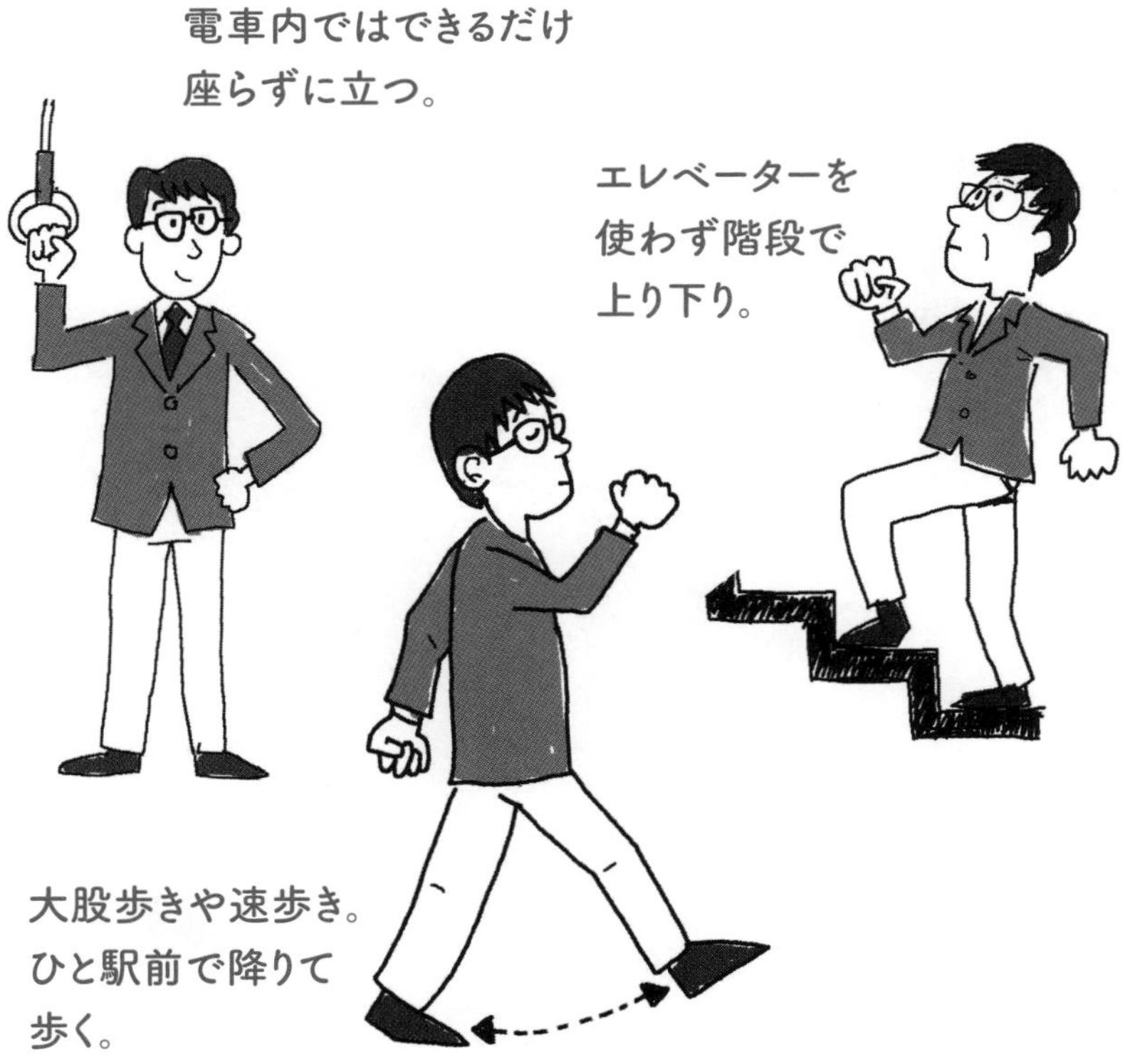
電車内ではできるだけ
座らずに立つ。
エレベーターを
使わず階段で
上り下り。
大股歩きや速歩き。
ひと駅前で降りて
歩く。

21
ひと口30回を目安によく噛む

食生活の見直しは、養生の基本です。

現代日本人の食生活で明らかな問題点は、「食べ過ぎ」でしょう。食べ過ぎは薬では治りません。年齢や体格によって必要な食事量は違ってくるはずですが、50代になっても若い頃と同じような量を食べていたら、胃腸に負担がかかるのは当然でしょう。食べ過ぎが習慣化すると、メタボリックシンドローム（内臓肥満に高血圧・高血糖・脂質代謝異常が組み合わさることにより、心臓病や脳卒中などになりやすい病態）の仲間入りをするのは時間の問題です。脅かすつもりはありませんが、健康診断で糖尿病予備軍と指摘されても「まだ病気じゃないから大丈夫」と言い訳をしながらこれまで通りの食生活を続け、人工透析が必要になるほど悪化してしまった患者さんを何人も見てきました。

親から譲り受けた遺伝子と違い、食生活は自分で調整や管理ができることですから、一度自分の食生活を見直してみるといいと思います。足りないものは補い、過ぎたものは控える。それが養生の基本です。一般的には「ちょっと少なめ」と思うくらいの量でちょうどいいと思います。

がんにならない食べ方12か条

では、どんな食事をすれば病気を予防できるのでしょうか。私は患者さんに、「がんにならない食べ方12か条」として次の食べ方を推奨しています。「がんにならない」ということは、すべての生活習慣病の予防効果があるということです。12項目を続けていくと、必ず体が変わり、見た目も若々しくなります。まずはできそうなものから始めてください。

1. 全粒穀物（精白していない穀物）を摂る

2. ひと口30回を目安によく噛《か》む

3. 食物繊維を摂る

4. 果物を控え、野菜を摂る

5. 1日1〜1・5ℓの水分を摂る

6. 1日1回はきのこ類を食べる

7. 青魚を摂る

8. 1日30品目を目標に食べる

9. 塩分はなるべく控える

10. 肉類は控える

11. 甘いものは控える

12. 旬の食材を味わう

これに加え、食べ方の順序も大切です。最初に野菜などの食物繊維、次に肉や魚などのタンパク質、最後にデザートなどの糖質を食べれば、血糖値が急速に上がるのを予防できます。

また、満腹感を得られ、メタボ対策にもなります。

川嶋式「がんにならない食べ方」の例

「がんにならない」ということは、すべての生活習慣病の予防効果もある。50代になったら、食べ過ぎて胃腸に負担がかかるようなことは避け、食べ物や食べ方を見直す。

ひと口30回を目安に
よく噛む

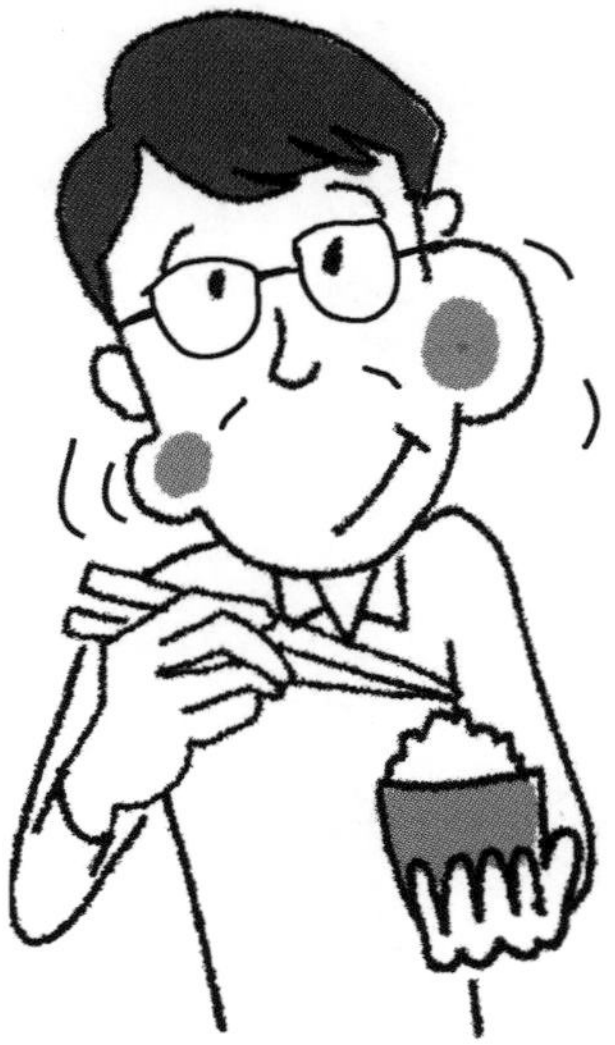

1日1～1.5ℓの水分を摂る

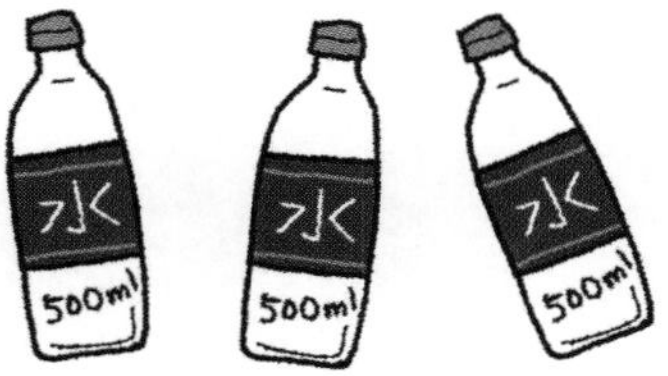

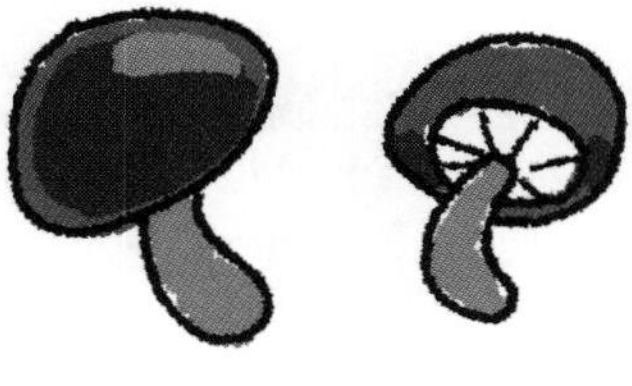

1日1回はきのこ類を食べる

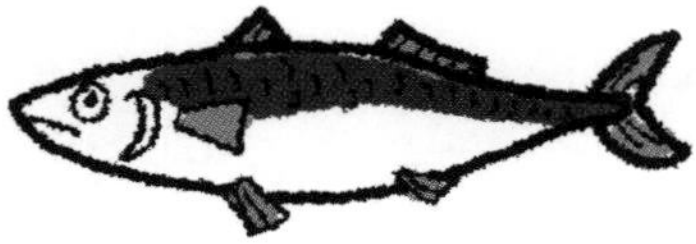

青魚を摂る

22

弁当や惣菜も「体を温める食事」を意識

冷たい食べ物や飲み物は口にしない、寒い地方で採れる食材や色が黒っぽい食材（黒豆、黒砂糖など）を積極的に摂る、香辛料を少量加えるなど、ちょっとした工夫で「体をもっと温める食事」にすることができます。

家であまり料理をしない人や、コンビニエンスストアで弁当や惣菜を買う頻度が高い人には、せめて体を温めるメニューを選んでほしいと思います。

例えば「白いご飯の弁当」より「玄米ご飯の弁当」、「甘いチョコデニッシュ」より「小麦胚芽《はいが》入りくるみパン」、「コールスローサラダ」より「ごぼうサラダ」、「魚肉ソーセージ」より「焼き鳥」を選ぶようにしましょう。

注意点としては、必ず温めてから口に入れ、よく噛むことです。

サラダまで電子レンジで温める必要はありませんが、冷蔵庫から取り出してすぐのような状態では冷え過ぎです。

食べる1時間くらい前に取り出して、なるべく常温に近い温度にしてから口に入れる習慣をつけましょう。

病気を治すのも結局は自分

病気はある日突然、体に宿るものではありません。冷えの専門医として多くの患者さんを診てきた立場から、私は、病気の根本原因はその人自身の中にあると考えています。

ですから、しっかり時間をかけて患者さんと話をすることを大切にしています。「姑《しゅうとめ》とうまくいかず、暴飲暴食を繰り返していました」「娘が引きこもりで、将来が不安なんです」など、人間関係の悩みや過去の辛《つら》い経験など、現在悩んでいる病気とは直接関係ないような話が飛び出すことも、よくあります。

しかし、ただの世間話のような会話の中にこそ、病気になった原因が潜んでいるものです。

それに気づけるのは、医者ではありません。病気になるのも病気の原因に気づくのも、自分自身なのです。

ところが、せっかく根本原因が判明しても、西洋医学による対症療法だけでは治せない病気がたくさんあります。

暴飲暴食につける薬はありませんし、親子関係を手術で切り取ることはできません。また、一時的に症状を抑え込むことができたとしても、根本原因を放置していれば、やがて再発するでしょう。

つまり、病気を治すのも結局は自分、ということです。

川嶋式「弁当や惣菜の選び方」

冷たい食べ物や飲み物を控え、寒い地方で採れる食材や色が黒っぽい食材など、体を温める食材を選ぶ。冷蔵庫から出したばかりの惣菜も、なるべく常温にしてから食べる。

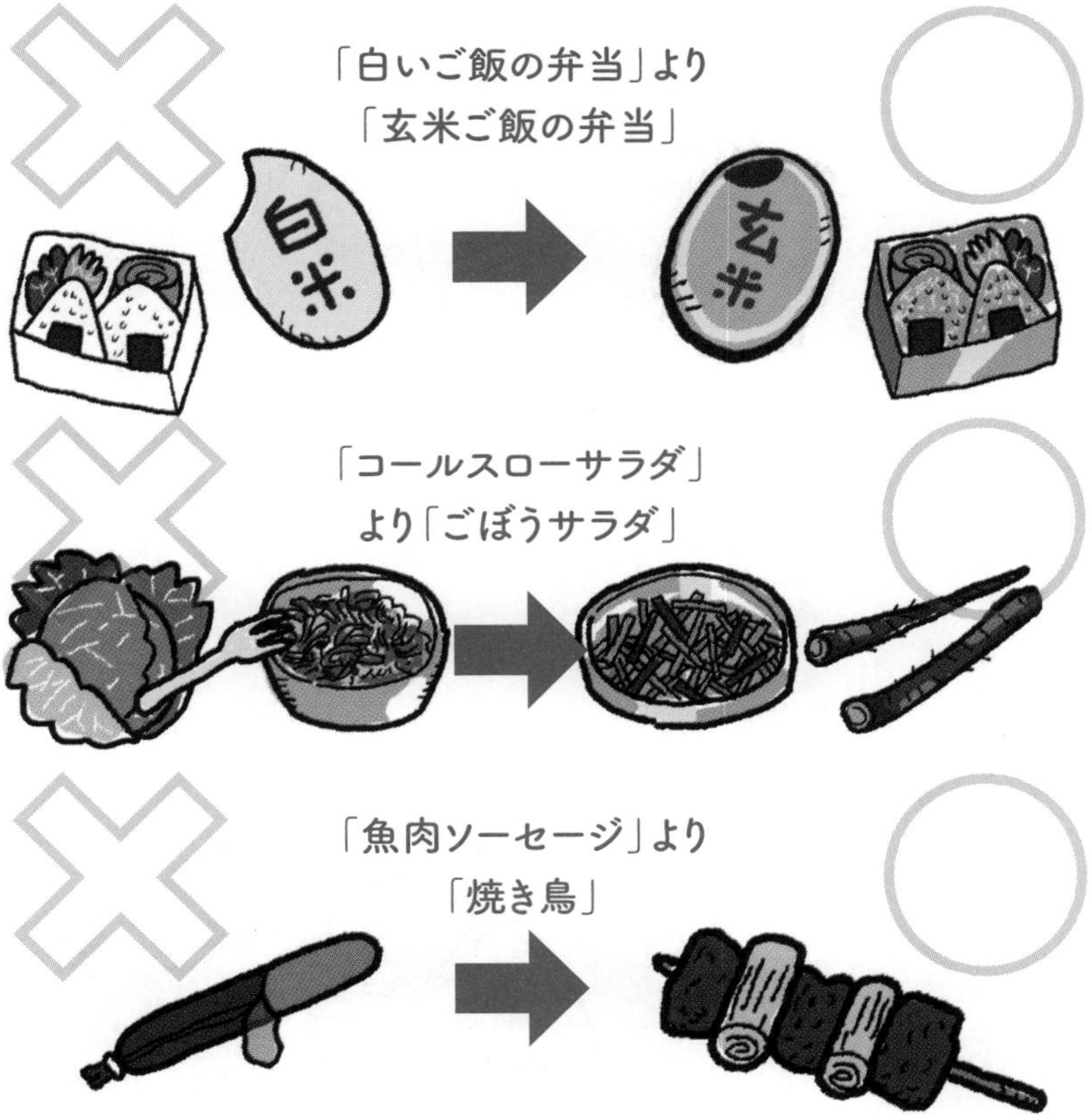
「白いご飯の弁当」より
「玄米ご飯の弁当」
白米
玄米
「コールスローサラダ」
より「ごぼうサラダ」
「魚肉ソーセージ」より
「焼き鳥」

冷えたものはそのままの状態で食べるのではなく、
常温に近い温度にしてから口に入れるようにする。

ファイルV

「老化予防」の名医が実践する健康術

お茶の水健康長寿クリニック院長
白澤卓二

1958年、神奈川県生まれ。千葉大学医学部卒業。専門は寿命制御遺伝子の分子遺伝学などで、国際予防医学協会理事長、日本アンチエイジングフード協会理事長なども務める。著書に『100歳までボケない101の方法』など多数。

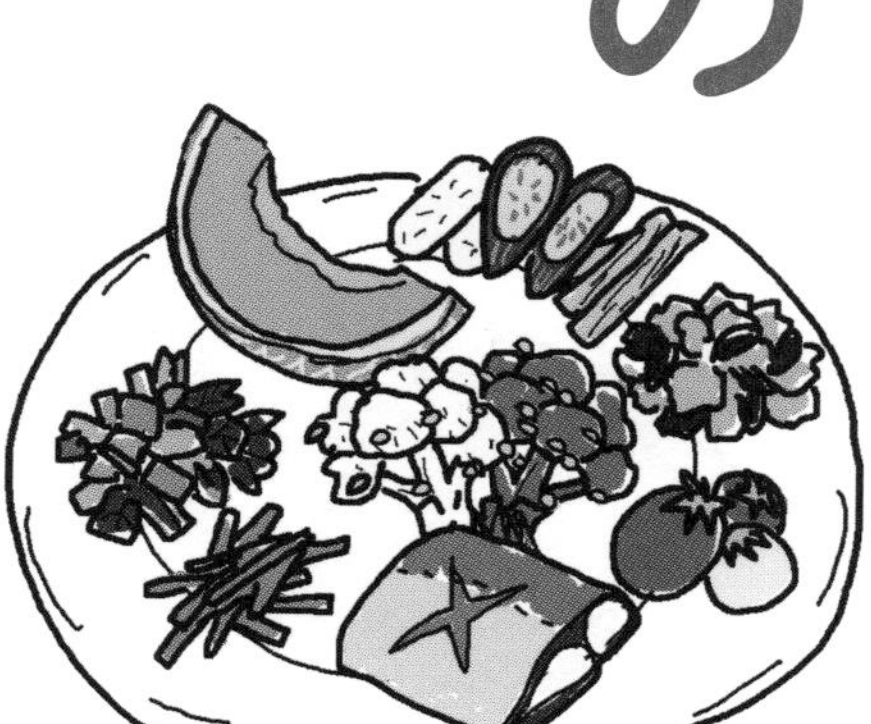

7つのポイント

- □老化を遠ざければ健康長寿も実現
- □「いい土」で育った野菜が重要
- □小麦粉に含まれるグルテンに注意
- □激しい運動や筋トレは逆効果も多い
- □朝の散歩はやり方も工夫する
- □認知症は食事や生活習慣とも関係
- □自分の時間を自分でコントロール

23 朝食はボリューム満点のサラダ

長引くコロナ禍の影響で、私自身も不自由な生活を余儀なくされました。たとえば、飲食店の営業時間が短縮されれば、患者さんの診療が終わった後の時間からでは、お気に入りのレストランが利用できなくなりました。

従来は仕事上のお付き合いが多く、夜は外食がほとんどでした。しかし、それもなくなったので、思いきって、それまで夕食に重きを置いていた食事の内容を、朝食メインへとシフトしたのです。

コロナ禍以前は、夜の外食が重くなりがちだったので、朝は食べないようにしていました。ですが、今は朝をしっかりと食べ、その分、夜はチーズとワインなどで軽く済ませるようにしています。以来、すこぶる体調も良くなり、このスタイルをずっと続けています。

朝食の中心はサラダです。サラダといっても、おそらく皆さんが想像しているようなものとは違います。

野菜の栄養素を最大に引き出す調理法を用い、魚などのタンパク質も加えたメインディッシュともいうべきサラダです。

大きめの皿に色とりどりの野菜

ある日の一例を紹介しましょう。

赤と黄色のミニトマト、サツマイモとレーズンのサラダ、千切りニンジン、紫キャベツとキュウリ、タマネギのサラダ、ブロッコリーとカリフラワーのごまサラダ、漬物（キュウリのぬか漬け、ゴボウ、たくあん）、焼きサバ、メロン。

これらを、一枚の大きめのお皿に盛ります。

野菜は栄養面を考えてさまざまな色合いのものを用いているので、見た目もきれいで食欲をそそります。

このメインディッシュに加え、湯豆腐や国産黒大豆の納豆を添えることがよくあります。野菜に魚や豆腐、納豆を加えることで、高齢になると不足しがちなタンパク質をしっかり補うことができるからです。いずれも味付けは最低限に止《とど》め、素材そのものの味を楽しみます。

野菜は、極力、有機無農薬のものを選んでいます。

農薬が体に悪いことは言うまでもありませんが、有機農法で育った野菜は栄養価が高く味も濃いからです。

私は長年にわたり認知症の研究を続けていますが、最大の認知症予防策は「老化を遠ざけること」という結論に至っています。老化を遠ざけることができれば、認知症以外の生活習慣病とも無縁になるはずで、まさに健康長寿が実現できるのです。

私にとって、このメインディッシュは「長寿サラダ」とでも呼ぶべき存在です。

白澤式「長寿サラダ」の一例

朝食の中心は一枚の大きめの皿に盛ったサラダ。野菜の栄養素を最大限に引き出す調理法を用い、魚などのタンパク質も加えたメインディッシュともいうべき逸品。

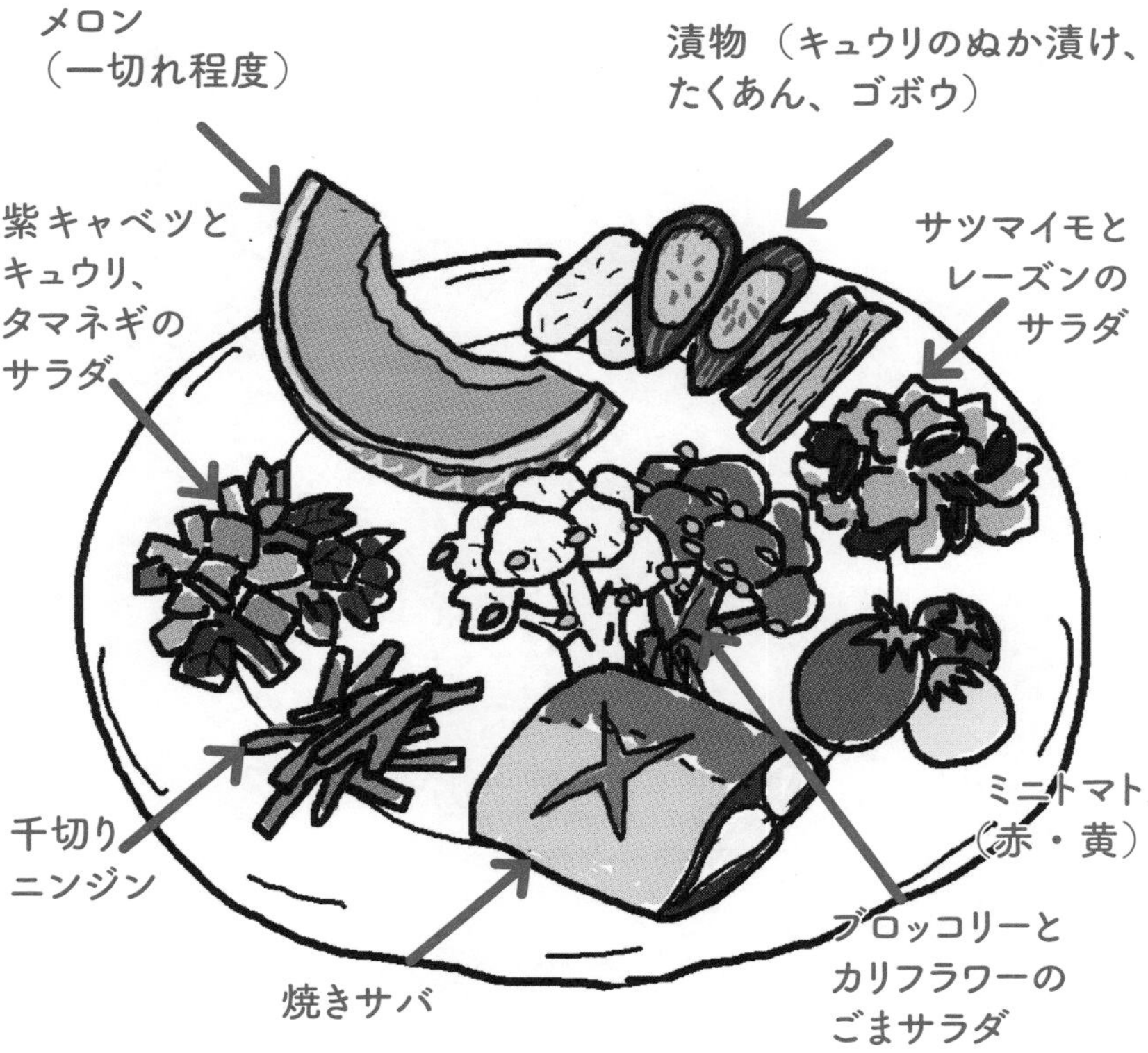
メロン
（一切れ程度）
漬物（キュウリのぬか漬け、
たくあん、ゴボウ）
紫キャベツと
キュウリ、
タマネギの
サラダ
サツマイモと
レーズンの
サラダ
ミニトマト
（赤・黄）
千切り
ニンジン
焼きサバ
ブロッコリーと
カリフラワーの
ごまサラダ

たくさんの素材をしっかり食べる。ボリュームがあるため、ご飯やパンがなくても満足感が得られる。

24

有機無農薬野菜をなるべく皮付きで食べる

新型コロナに対するだけでなく、あらゆる病気の予防のために、免疫力が大切なことは言うまでもありません。その点で今、注目されているのが「ＬＰＳ」（リポポリサッカライド）という成分です。

ＬＰＳは、免疫ビタミンとも呼ばれ、腸内細菌の状態を改善し、認知症も含めた生活習慣病を予防し、アンチエイジングにも寄与することがわかっています。この成分は、主に土の中に存在し、人間の体内ではつくり出すことはできません。

そこで、化学肥料や農薬にまみれていない「いい土」で育った野菜が重要になるわけです。

私は、有機無農薬野菜の中でも、とくに泥付きのものを、あまり洗いすぎずに使うようにしています。土に触れていた一番外側にLPSがたくさん残っているので、大根やニンジンなども皮をむきません。さらには、LPSは熱に弱いのでなるべく生で食べるようにして、長時間の加熱はしません。火を通すとしても、さっと茹でるくらいに止めています。

「長寿サラダ」も、サツマイモやニンジンは皮付きのまま、火を通したのはブロッコリー、カリフラワー、サツマイモだけです。

全粒粉にもグルテンは含まれる

ただし、腸にリーキガット症候群（腸の粘膜層の欠損により、有害物質が体内に入る症状）を患っている方は、このLPSの摂り方にも十分注意してください。

では、田んぼの土で育ったお米はどうでしょう。基本的に私は、血糖値を上げる炭水化物はあまり摂らず、有機無農薬の玄米を、炊いた状態で1日に50g（茶碗に半分程度）食べるだけ。白米は精製過程でLPSが失われてしまうので口にしません。

さらに、炭水化物の中でもなるべく摂取しないように気をつけているのが、パンやパスタといった小麦粉製品です。

小麦粉にはタンパク質の一種であるグルテンという成分が含まれ、これが腸内環境を乱し、体にいろいろ悪さをします。「グルテンは我々の世代のタバコである」という学者もいるほど。私はグルテンゼロに徹しています。

最後に、健康のために全粒粉のパンやパスタ類を食べている人たちに一言。小麦を精製せずに砕いた全粒粉は、色も茶褐色でいかにも健康によさそうですが、全粒粉にもグルテンは含まれています。

また、輸入製品は、いろいろ危ない品種改良がされている可能性があるので注意してください。

白澤式「LPS」を摂るための食事術

LPSは生活習慣病を予防し、アンチエイジングにも寄与することがわかっている成分。いい土で育った野菜に多く含まれるので、洗いすぎず、なるべく皮付きのまま食べる。

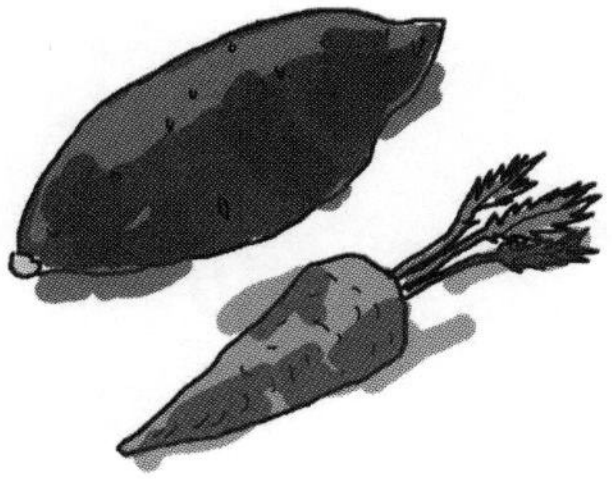

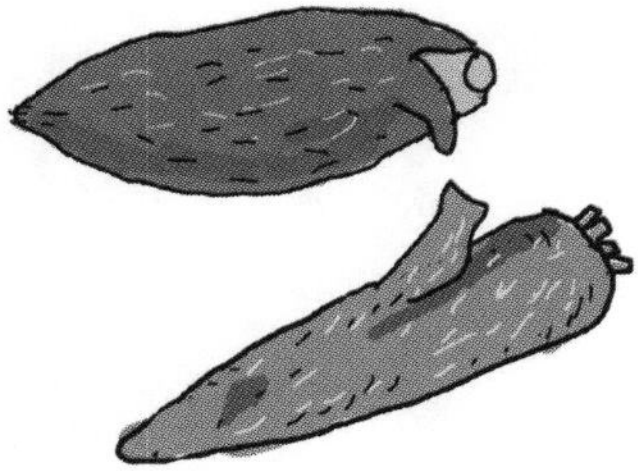

なるべく皮付きの
まま食べる

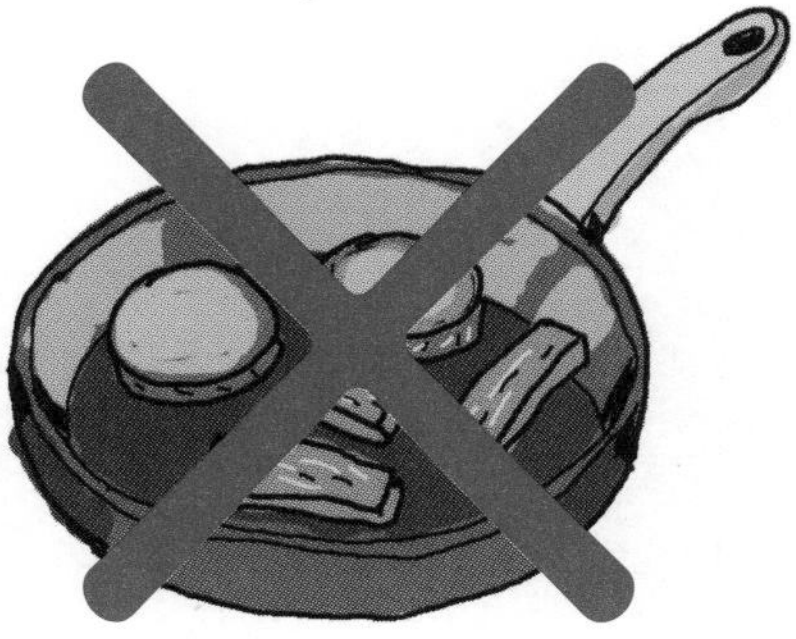

長時間の加熱はせず、
なるべく生で

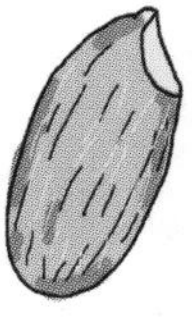

白米は食べず、
玄米を軽めに

25 太極拳やヨガで関節の可動域を広げる

私の専門の認知症について、話したいと思います。先日、イギリスの権威ある医学誌「ランセット」に、認知症の40％は生活要因によって回避されるという発表がなされました。

つまり、認知症には遺伝や体質と関係ない部分が結構あり、糖尿病のように生活習慣を見直すことで予防できる病気だということです。

認知症に限らず、健康を維持、増進するための生活習慣として、食事と並んで指導されるのが運動です。運動で血流が良くなると、脳の健康にも寄与します。また、年を重ねると足腰が弱くなり、ちょっとしたことで転んで、骨折してしまうことがあります。それが原因で寝たきりになり、やがて認知症へとつながるケースも、実は少なくありません。

こうしたことから、運動が大切なのは言うまでもありませんが、激しい運動をする必要は全くありません。高齢者の筋力トレーニングは逆効果になることも多いので、とくに注意が必要です。

階段の上り下りができれば十分

そもそも、エベレストに登るわけでも、オリンピックを目指すわけでもない一般人にとって、激しい筋トレは不要です。私たちが日常的に行なっている動作は、立つ、座る、移動する……といった程度。こうした日々の動きの中で最も大変なのが階段や急な坂道の上り下りくらいではないでしょうか。ですから、それがこなせる程度の身体能力があれば十分だと思います。

ちなみに階段は、上りよりも下りのほうが危険です。登山をする人ならわかると思いますが、滑落などの事故は上りより圧倒的に下りで多く発生します。階段でも、転落事故は下りに集中しています。

そして、階段の下りがスムーズに行なえる人ほど、普段から転倒が少ないのです。つまり、ある程度の年齢になってからは、筋肉をつけるための苦しいトレーニングをするよりも、階段の上り下りといった日常生活の動きに体がきちんと反応することが大事なのです。

激しい筋トレを無理に行なうと、かえって関節を痛めるなどして足腰が動きにくくなり、転倒の原因になります。実際に、高齢者のCT画像などを見ると、そうした「無理な筋トレの痕跡」がよく見受けられるのです。

私のクリニックでは、認知症の患者さんに「ジャイロトニック」という大きな木製のエクササイズ器具を用いた運動療法を行なっています。

認知症患者の8割が、腰や膝の痛みを抱え、それが原因で引きこもり、脳への刺激が減ってさらに認知症が進むという悪循環に陥りがちだからです。

そうした患者さんにこの器具を使って運動してもらうと、立ち上がる、歩くという動作がしやすくなり、外出しようという意欲が高まって、表情にも生気が蘇《よみがえ》ってくるのがわかります。

白澤式「トレーニング」のコツ

高齢者に激しい筋トレは不要で、無理に行なうとかえって関節を痛めるなどのリスクもある。太極拳やヨガ、水泳などの「流れるような動き」で無理なく関節の可動域を広げる。

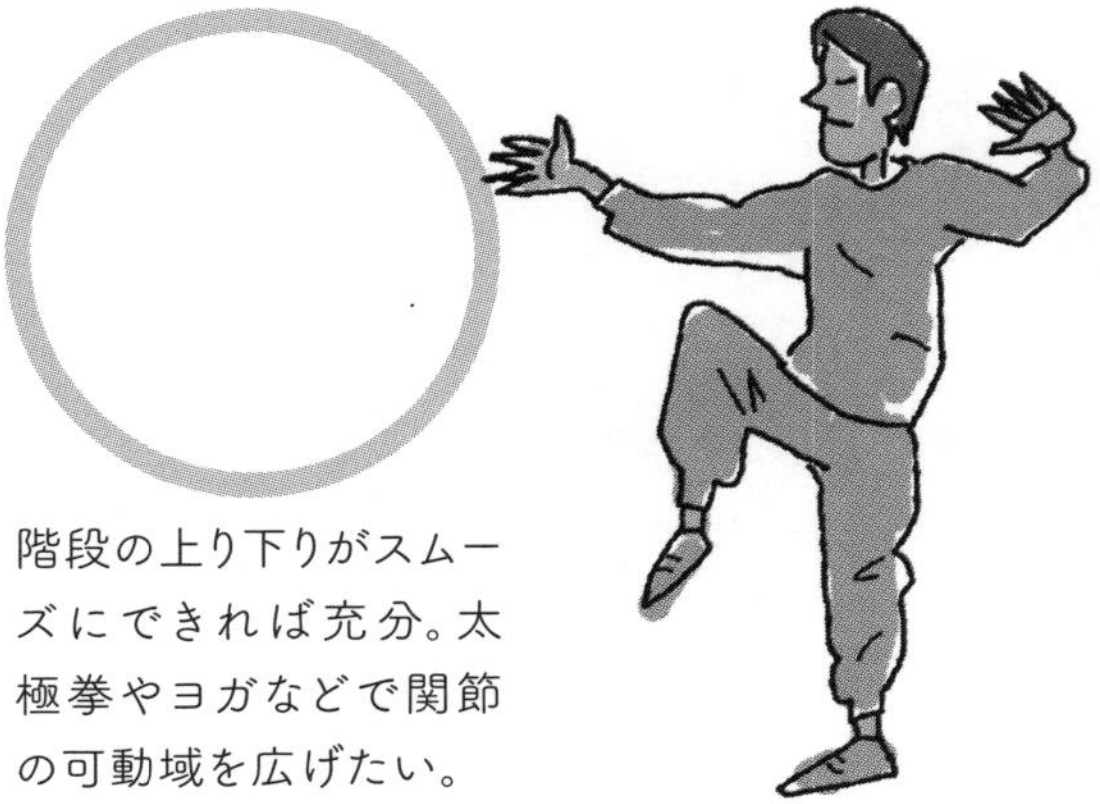

階段の上り下りがスムーズにできれば充分。太極拳やヨガなどで関節の可動域を広げたい。

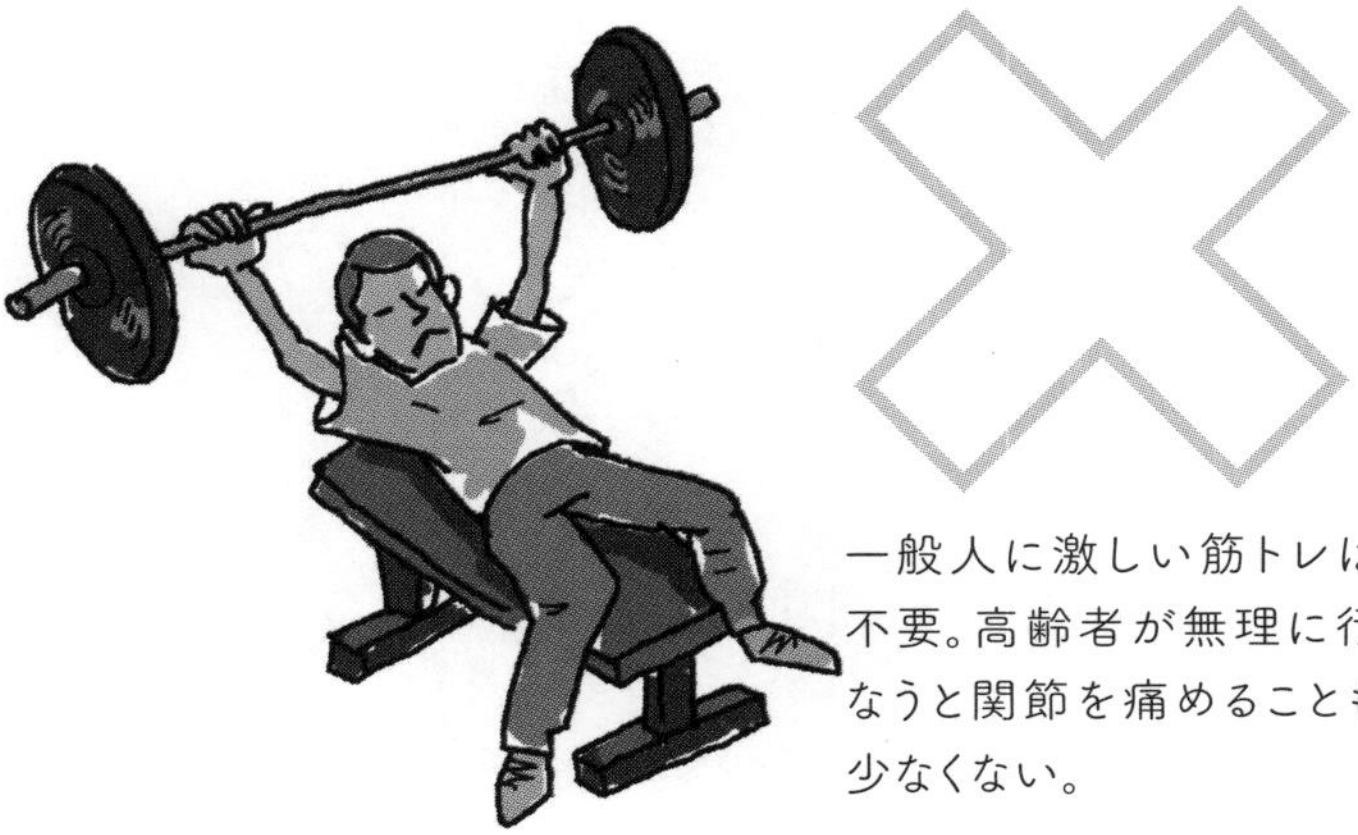

一般人に激しい筋トレは不要。高齢者が無理に行なうと関節を痛めることも少なくない。

ネット上の無料動画で試す

この器具はもともと、バレエダンサーのリハビリ用に開発され、太極拳《たいきょくけん》やヨガ、水泳などの「流れるような動き」を体現できます。私も疲れが溜《た》まったときに愛用していますが、個人で入手して使うのは簡単ではありません。

そこで、私が自宅でもできる運動として勧めたいのが、太極拳やヨガです。ゆっくりしたペースで流れるように体を動かすことで、無理なく関節の可動域が広がっていきます。

可動域が広がると、転倒などのケガや事故の防止にもつながります。

太極拳もヨガも、今はインターネット上に無料の動画がたくさんアップされていますので、いくつか試してみて、自分に合ったものを見つけるのがよいでしょう。

26 頭を使う仕事をしてから散歩する

もうひとつ、推奨したいのが散歩です。

私も毎朝の散歩を日課にしています。私の場合、たいてい毎朝4時半頃に起床し、原稿書きなど頭を使う仕事を早朝に片付けます。

その後、6時から7時までを散歩にあてています。

そして、散歩のコースの半分ほどに、坂道や階段を組み込んで、散歩中にそれらの上り下りを繰り返します。

毎日、決まった時間帯に、決まったコースを歩くことで、身体のリズムが整うと同時に、その日の体調の小さな変化も把握できます。

さらに、歩くことで頭が冴《さ》え、早朝の仕事で考えていたことが、するするとまとまることがよくあります。

歩くことで頭が整理される

昔の哲学者は「歩きながら考えた」とよくいわれますが、「考えながら歩いた」というのが正解だと、私は思います。

歩くことでアイデアが浮かぶというよりも、既に考えていたことが、歩くことで自然と整理されてまとめ上がる、ということではないでしょうか。

早朝に頭を使う仕事をしてから散歩に出かけるという一日の始め方は、みなさんにもお勧めしたい習慣です。

白澤式「朝の健康習慣」術

考えながら歩くとまとまりやすいため、頭を使う仕事をしてから散歩する。決まった時間に決まったコースを歩くことで、身体のリズムが整い、体調の小さな変化も把握できる。

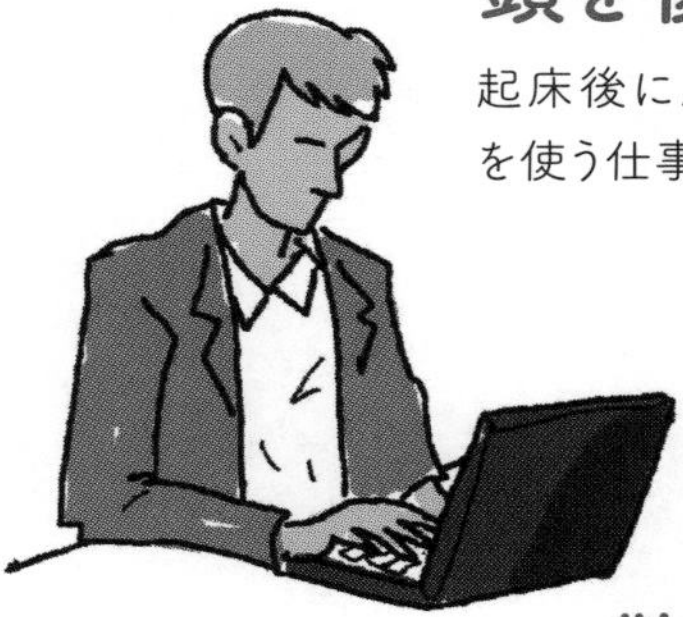

頭を使う仕事

起床後に原稿書きなど頭を使う仕事を行なう。

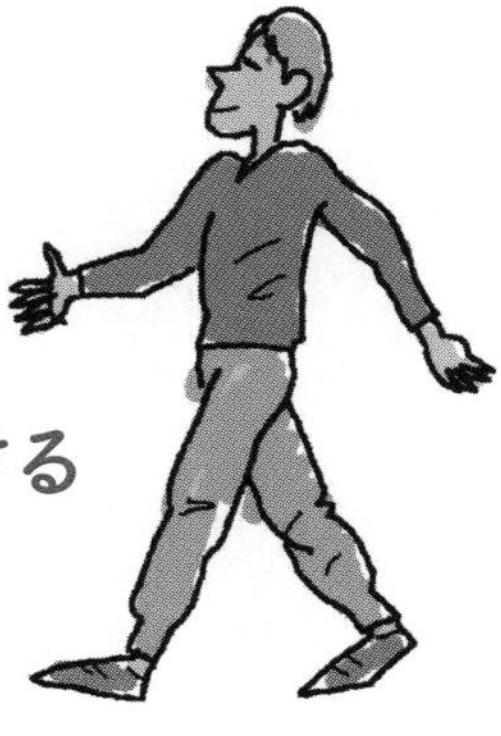

散歩に出かける

決まった時間帯に、決まったコースを歩く。

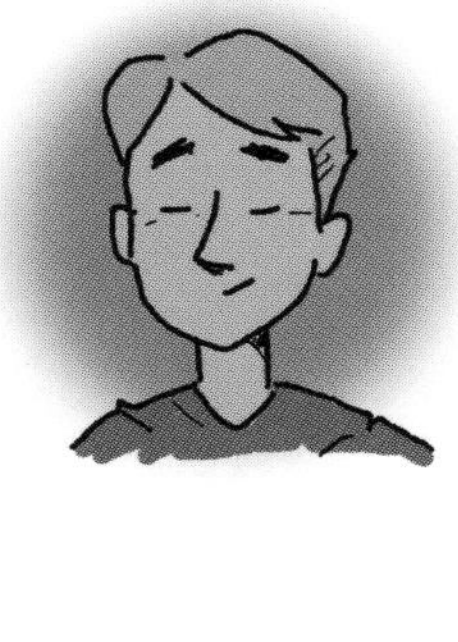

頭が整理される

「考えながら歩く」と考えがまとまりやすい。

27 「2日前の日記」や音読で脳を活性化させる

医療技術が進み、がんの治療法はたくさん確立されましたが、認知症はまだまだです。認知症に関しては「治療する」のではなく「予防する」という心構えが必要です。

認知症の原因はさまざまですが、最も多いアルツハイマー型の原因を一口で言えば、脳に〝毒〟が溜《た》まることです。

私たちは生きていく過程で、食べ物を筆頭に、呼吸からも皮膚からも、いろいろな物質を取り込んでいます。そうした物に含まれる毒素が時間をかけて脳に蓄積し、それと戦うためにアミロイドβ《ベータ》という物質が溜まることで、アルツハイマー型が発症し、進行します。

このため、少しでも脳に毒素を送り込まないことが重要なのです。排出ガスなど空気中に浮遊するような毒素はなかなか避けることはできません。しかし、自らの意思で口に入れる食事については、選択が可能です。食べ物はそのまま私たちの体に影響を与えるわけですから、選ぶ目を養うべきです。

まず、怪しい添加物は極力、体に入れないこと。

例えば、私はおよそ加工食品を口にしません。

もうひとつ、脳に毒を溜めないための簡単な方法は、「糖質の摂取量を減らすこと」です。

砂糖はもちろん、ご飯やパン、麺類などの炭水化物も含め、糖質を摂りすぎると、アルツハイマー型の危険因子である血糖異常を引き起こします。

高齢者は意外と甘い物やご飯やパン、麺類などの炭水化物をよく食べますが、認知症になりたくないなら、思い切って減らすべきです。

ちなみに私が摂取する一日の糖質は、茶碗半分くらいの玄米のご飯だけ。慣れれば、それくらいでも充分に満足できます。

脳を活性化させる方法

食事以外でも、ちょっとした習慣で脳の活性化が図れ、認知症を遠ざけることはできます。

私が実践し、患者さんにも勧めている方法をいくつか紹介します。

・利き手と反対の手を使う

これにより、普段使っていない部分の脳が活性化します。箸《はし》やペン類だけでなく、歯ブラシもいいでしょう。

・2日前の日記を書く

食べた物、やったこと……今日の日記はすぐに書けても、2日前となるとなかなか思い出せません。

それでも「思い出そう」とすることが脳のトレーニングになります。

・本や新聞を音読する

文章を読むときには、縦書きと横書きを区別したり、内容を理解したりするなど、さまざまな脳の領域を使います。

さらに音読すれば、言葉を発する機能、それを聞く機能も使われるので、脳への刺激が大きくなります。

・速歩きとゆっくり歩きの交互

歩くことで脳の血流がアップし活性化されます。

このとき、速歩きとゆっくり歩きを1分ずつ交互に繰り返すと、さらに脳の活動に変化を与えられます。

・一口30回噛《か》む

噛む動作は脳を刺激し、認知機能を高めることがわかっています。私自身もよく噛んで食べます。

また、噛み応えがある堅い食べ物を意図的に選んで食べることもあります。

白澤式「脳の活性化」の習慣

ちょっとした習慣で脳の活性化を図り、認知症を遠ざけることができる。利き手と反対の手を使ったり、2日前の日記を書いたり、音読したりすることで、脳を刺激する。

利き手と反対の手を使う

脳の普段使っていない部分が活性化する。

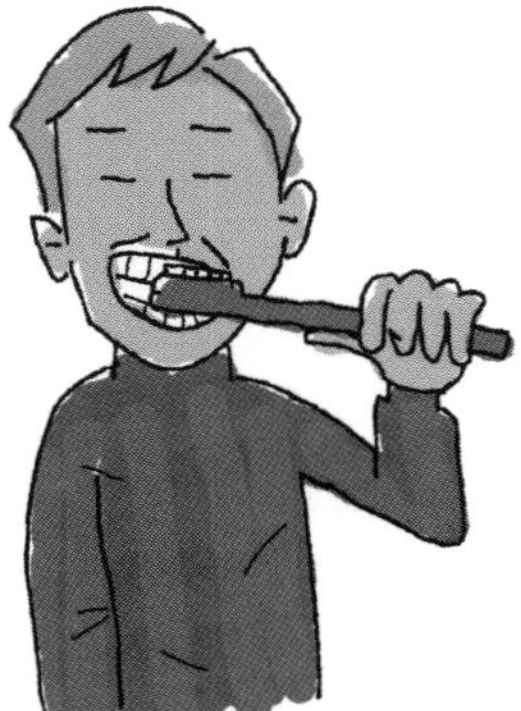

2日前の日記を書く

2日前の行動を思い出そうとすることが脳のトレーニングになる。

本や新聞を音読する

読むだけでも脳への刺激になるが、音読でさらに大きな刺激に。

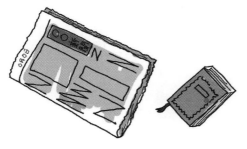

速歩きとゆっくり歩きを交互に

1分ずつ交互に繰り返すと、さらに脳の活動に変化を与えられる。

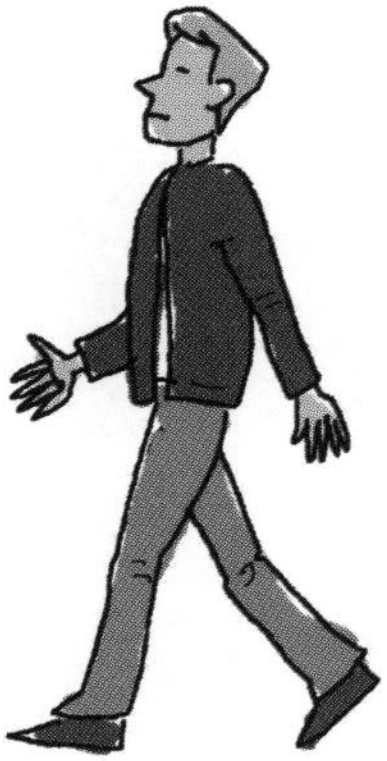

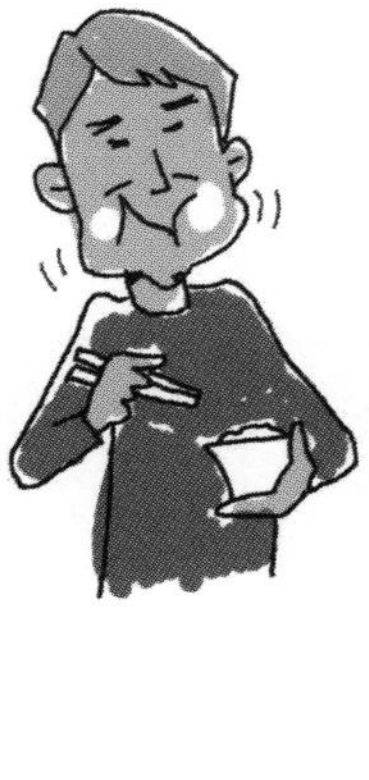

一口30回噛む

噛む動作によって認知機能は高まる。堅い食べ物を選ぶのもいい。

自分で時間を管理する

認知症とは無縁の健康長寿を実現するために、生活習慣に負けず劣らず大事なのが、自分の時間を自分でコントロールしていくという積極性です。

私のような医者の仕事は、患者さんの来訪時間をコントロールすることはなかなかできません。同様に、どんな仕事も、あるいは家事や地域社会の活動などでも、自分の力ではコントロールできないことがたくさんあるでしょう。

でも、そのことでストレスを溜めてはいけません。できないことにイライラするのではなく、頭を切り換えて、うまくやる方法を考えるべきです。

例えば、私の場合、診察に次いで多いのが本や雑誌の原稿を書く仕事です。締め切りがあるため、いくつも重なると大きなストレスがかかります。

そこで、私が自分に課しているルールが「仕事はエントリー順にこなす」ということ。どうしても得意な分野や楽しい分野から手をつけたくなりますが、嫌な仕事を後回しにするとどんどん嫌になっていきます。ですから、そうした色をつけずに、淡々と順番にこなしていくわけです。

些細な取り決めで健康や時間を管理

さらに、内容確認用の印刷物を「12時間以上、手元に置かない」というルールも定めています。このため、遠方への出張のときなどは、絶対に持ち込みません。

些細《ささい》な取り決めですが、こうしたルールを自分で作ることによって、健康や時間の管理につながるだけでなく、それを守るためにより効率的な方法を生み出そうと、より頭を使うようになります。

仕事や家事、地域社会の活動は、遊びではありませんので、大変なことをできるだけ自分の工夫によって、楽しくしていくことが大切だと思います。

ファイルⅠ

牧田善二 まきた・ぜんじ

AGE牧田クリニック院長。糖尿病専門医。1951年、北海道生まれ。北海道大学医学部卒業。生活習慣病や肥満治療のために同クリニックを開業し、延べ20万人以上の患者を診ている。著書にシリーズ90万部超の『医者が教える食事術 最強の教科書』など多数。

ファイルⅡ

小林弘幸 こばやし・ひろゆき

順天堂大学医学部教授。日本スポーツ協会公認スポーツドクター。1960年、埼玉県生まれ。順天堂大学医学部卒業。自律神経研究の第一人者として、プロスポーツ選手やアーティスト、文化人のコンディショニング、パフォーマンス向上指導に関わる。著書多数。

ファイルⅢ

有田秀穂 ありた・ひでほ

東邦大学医学部名誉教授。医師・脳生理学者。セロトニンDojo代表。1948年、東京都生まれ。東京大学医学部卒業。脳内物質セロトニン研究の第一人者として、薬に頼らない病状改善の呼吸法などの指導を行なう。著書に『医者が教える疲れない人の脳』など多数。

ファイル IV

川嶋 朗 かわしま・あきら

神奈川歯科大学大学院統合医療学講座特任教授。1957年、東京都生まれ。北海道大学医学部卒業。近代西洋医学と補完・代替医療を統合した教育を実践する。冷えとり専門医として温活指導にも注力。著書に『自癒力　自分の力で病気を治す100の方法』など多数。

ファイル V

白澤卓二 しらさわ・たくじ

お茶の水健康長寿クリニック院長。1958年、神奈川県生まれ。千葉大学医学部卒業。専門は寿命制御遺伝子の分子遺伝学などで、国際予防医学協会理事長、日本アンチエイジングフード協会理事長なども務める。著書に『100歳までボケない101の方法』など多数。

編集協力／大津恭子、中村富美枝
イラスト／フロムボンド（いとうよりのり）
ブックデザイン／クマガイグラフィックス

5人の名医が実践する「ほどほど」健康術

2023年9月2日　初版第1刷発行

編　集　サライ編集室
発行人　大澤竜二
発行所　株式会社小学館
〒101-8001
東京都千代田区一ツ橋2-3-1
編集　03(3230)5535
販売　03(5281)3555
印刷所　凸版印刷株式会社
製本所　牧製本印刷株式会社

©Shogakukan 2023 Printed in Japan
ISBN978-4-09-311546-9

造本には十分注意しておりますが、印刷、製本など製造上の不備がございましたら
「制作局コールセンター」(フリーダイヤル0120-336-340)にご連絡ください。
(電話受付は、土・日・祝休日を除く9:30～17:30)
本書の無断での複写(コピー)、上演、放送等の二次利用、翻案等は、著作権法上の例外を除き
禁じられています。本書の電子データ化などの無断複製は、著作権法上の例外を除き禁じられています。
代行業者等の第三者による本書の電子的複製も認められておりません。